面向 21 世纪高等医药院校精品课程教材

病理生理学应试指南

（第二版）

主　编　王万铁

副主编　郑绿珍　倪世容

编　者　（按姓氏笔画为序）

王万铁　王方岩　许益笑　汪　洋

宋张娟　金可可　郑绿珍　郝卯林

倪世容　唐兰兰　戴雍月　邱晓晓

ZHEJIANG UNIVERSITY PRESS
浙江大学出版社

图书在版编目（CIP）数据

病理生理学应试指南／王万铁主编.—2 版.—杭州:浙
江大学出版社,2006.6(2011.12 重印)

ISBN 978-7-308-04801-9

Ⅰ.病… Ⅱ.王… Ⅲ.病理生理学－教学参考资料
Ⅳ.R363

中国版本图书馆 CIP 数据核字（2006）第 069481 号

病理生理学应试指南(第二版)

王万铁　主编

责任编辑	严少洁
封面设计	刘依群
出版发行	浙江大学出版社
	（杭州市天目山路 148 号　邮政编码 310007）
	（网址:http://www.zjupress.com）
排　　版	杭州中大图文设计有限公司
印　　刷	杭州长命印刷有限公司
开　　本	787mm×1092mm　1/16
印　　张	11.5
字　　数	294 千
版 印 次	2010 年 3 月第 2 版　2011 年 12 月第 4 次印刷
书　　号	ISBN 978-7-308-04801-9
定　　价	20.00 元

再版说明

  病理生理学是研究疾病发生、发展、转归的共同规律和机制的科学,着重探讨患病机体的功能、代谢的变化和机制,阐明疾病的现象和本质,为防治疾病提供理论基础和依据。它是一门理论性、实践性很强的医学基础理论课,又是一门沟通基础医学和临床医学的桥梁学科,并且与其他基础医学学科相互渗透而成为一门综合性的边缘学科,在医学教育体系中占有特殊而重要的地位。

  为了解答在学习病理生理学过程中的各种疑问,加深理解有关的理论知识,了解考试的常见题型和学习解题的一般技巧,我们于2006年编写了《病理生理学应试指南》。本书是全国高等医药院校护理、检验、中医、药学、康复等医学类专业病理生理学本科教材配套资料,即专门为该教材编写的应试指南。全书共分17章,章次按病理生理学理论教材的顺序编排,共收集1160余道试题,包括名词解释、选择题(A、B、C、X型)、简答题和论述题。为了便于学生复习,每章末列出了选择题答案及名词解释、简答题和论述题的答题要点。

  由于《病理生理学应试指南》编辑出版时间长,因此存在一些问题:一是教材版本不统一;二是受条件限制和影响,有些解释、观点不够全面;三是当时编写的《病理生理学应试指南》教材参考书答案主要是参照人民卫生出版社第6版《病理生理学》,而现在学生使用的教材已经更新为人民卫生出版社第7版《病理生理学》和即将再版的浙江大学出版社第2版《病理生理学》。为了贯彻落实科学发展观,全面准确反映病理生理学的发展进程,经编委会研究决定,修订、再版《病理生理学应试指南》。

  参加本书此次编写的,除了原有编写人员,还增加了温州医学院病理生理学教研室的戴雍月、邱晓晓、许益笑和大理医学院病理生理学教研室的唐兰兰。本教材编写过程中得到温州医学院教务处、基础医学院的关怀、指导和支持,在此深表谢意!

  本书虽经全体编写人员反复讨论、修改,但由于我们水平有限,不妥、疏漏之处在所难免,恳请同仁和读者不吝批评指正。

王万铁

2009年12月1日

目　录

第一章 绪 论

一、选择题

A 型题

1.病理生理学是研究 （ ）
 A.正常人体生命活动规律的科学 B.正常人体形态结构的科学
 C.疾病发生、发展、转归的规律与机制的科学 D.患病机体形态结构变化的科学
 E.疾病的表现及治疗的科学

2.病理生理学的主要任务是研究 （ ）
 A.致病因素的种类及作用方式 B.疾病时机体的代偿方式及其调节
 C.疾病时细胞的形态结构变化 D.疾病发生发展的一般规律及机制
 E.疾病的症状和体征

3.疾病概论主要论述的是 （ ）
 A.疾病发生的原因与条件 B.患病机体的功能、代谢的动态变化及机制
 C.疾病发生发展和转归的规律 D.基本病理过程的发生机制
 E.疾病中具有普遍规律性的问题

4.下列哪项**不属于**基本病理过程 （ ）
 A.心力衰竭 B.休克
 C.缺氧 D.发热
 E.代谢性酸中毒

5.系统病理生理学主要讲述的是 （ ）
 A.每一种疾病所涉及的病理生理学问题
 B.机体重要器官系统在不同疾病中出现的常见的共同的病理生理变化及其机制
 C.各系统的不同疾病所共有的致病因素
 D.在多种疾病过程中出现的共同的成套的病理变化
 E.各系统的每一种疾病所特有的病理生理变化

6.病理生理学研究疾病的最主要方法是 （ ）
 A.动物实验 B.临床观察
 C.流行病学调查 D.免疫组化方法
 E.形态学观察

B 型题

A. 各个疾病中出现的病理生理学问题

B. 疾病中具有普遍规律性的问题

C. 多种疾病中出现的共同的成套的病理变化

D. 患病机体的功能、代谢的动态变化及其机制

E. 重要系统在不同疾病中出现的共同的病理生理变化

1. 基本病理过程主要研究的是 （　　）

2. 系统病理生理学主要研究的是 （　　）

3. 疾病概论主要研究的是 （　　）

A. 酸碱平衡紊乱 B. 弥散性血管内凝血

C. 休克 D. 脑功能不全

E. 缺血—再灌注损伤

4. **不属于**基本病理过程的是 （　　）

5. 属于系统病理生理学范畴的是 （　　）

C 型题

A. 疾病发生的原因和条件 B. 疾病发生发展的一般规律

C. 两者均有 D. 两者均无

1. 疾病概论主要研究的是 （　　）

2. 基本病理过程主要研究的是 （　　）

A. 弥散性血管内凝血 B. 肾功能不全

C. 两者均有 D. 两者均无

3. 基本病理过程包括 （　　）

4. 系统病理生理学包括 （　　）

X 型题

1. 病理生理学主要是从什么方面来揭示疾病本质的学科 （　　）

A. 功能方面 B. 代谢方面

C. 形态方面 D. 超微结构方面

2. 病理生理学包括下列哪些内容 （　　）

A. 病因学 B. 发病学

C. 基本病理过程 D. 各系统器官病理生理学

3. 下列哪些项目**不属于**基本病理过程 （　　）

A. 低钾血症 B. 肝功能不全

C. 代谢性酸中毒 D. 心功能不全

4. 病理生理学常用的研究方法包括 （　　）

A. 动物实验研究 B. 临床实验研究

C. 病变组织形态学变化的研究 D. 流行病学调查

5. 为研究人类疾病,病理生理学的实验可在动物身上 （　　）

A. 研究动物独有的疾病   B. 复制人类疾病的模型
C. 观察疾病的自然进程   D. 对疾病进行实验治疗

【答案】

A 型题

　　1. C 2. D 3. E 4. A 5. B 6. A

B 型题

　　1. C 2. E 3. B 4. D 5. D

C 型题

　　1. C 2. D 3. A 4. B

X 型题

　　1. AB 2. ABCD 3. BD 4. ABD 5. BCD

二、名词解释

1. Pathophysiology

　　【答案】 是一门研究疾病发生、发展、转归的共同规律和机制的科学。

2. 基本病理过程

　　【答案】 指多种疾病中可能出现的共同的、成套的功能、代谢和形态结构的病理变化。

3. 疾病概论

　　【答案】 主要讨论疾病的概念、疾病发生的原因与条件、疾病发生发展中的一般规律和共同机制及疾病的转归等问题。

4. 循证医学

　　【答案】 是以证据为基础、实践为核心的医学。

三、简答题

1. 病理生理学的主要任务是什么？

　　【答案要点】 病理生理学的研究范围很广,但其主要任务是研究疾病发生、发展的一般规律与机制,探讨患病机体的功能、代谢的变化和机制,从而阐明疾病的本质,为疾病的防治提供理论依据。

2. 基本病理过程与疾病有何区别？

　　【答案要点】 基本病理过程与疾病的主要区别在于:①病理过程不是一个独立的疾病,而是疾病的重要组成部分,一个病理过程可出现在多种疾病中,而一种疾病中又可先后或同时出现多种病理过程。②一个病理过程可以由不同原因引起,而一种疾病往往由某种特定原因引起。

四、论述题

1. 为什么动物实验的结果不能完全用于临床？

【答题要点】 医学实验有一定的危险性,因此不能随意在患者身上进行医学实验。那么,利用人畜共患的疾病或在动物身上复制人类疾病的模型,研究疾病发生的原因、发病的机制,探讨患病机体的功能、代谢的变化及实验性治疗,无疑成为病理生理学研究疾病的主要手段。但是人与动物不仅在形态、代谢上有所不同,而且由于人类神经系统高度发达并具有语言和思维能力,所以,人类的疾病不可能都在动物身上复制,而且动物实验的结果不能完全用于临床,只有把动物实验结果和临床资料进行相互比较、分析和综合后,才能被临床借鉴和参考,并为探讨临床疾病的病因、发病机制及防治提供依据。

(王万铁 唐兰兰)

第二章　疾病概论

一、选择题

A 型题

1. 有关健康的正确提法是　　　　　　　　　　　　　　　　　　　　　（　　）
  A. 不生病就是健康
  B. 健康是指体格健全
  C. 健康是指精神上的完全良好状态
  D. 健康是指社会适应能力的完全良好状态
  E. 健康是指没有疾病或病痛，躯体上、精神上和社会上的完全良好状态

2. 疾病的概念中下列哪项陈述较确切　　　　　　　　　　　　　　　　（　　）
  A. 疾病即指机体不舒服
  B. 是机体在一定病因损害下，因自稳调节紊乱而发生的异常生命活动
  C. 疾病是不健康的生命活动过程
  D. 疾病是机体对内环境的协调障碍
  E. 细胞是生命的基本单位，疾病是细胞受损的表现

3. 病因学研究的内容是　　　　　　　　　　　　　　　　　　　　　　（　　）
  A. 疾病发生的原因与条件
  B. 因果转化规律
  C. 疾病时自稳调节紊乱的规律
  D. 与疾病发生密切相关的危险因素
  E. 疾病转归的规律

4. 下列哪项陈述是正确的　　　　　　　　　　　　　　　　　　　　　（　　）
  A. 只要有病因存在，疾病肯定会发生
  B. 只要有条件存在，疾病肯定会发生
  C. 只要有诱因存在，疾病肯定会发生
  D. 没有病因存在，疾病肯定不会发生
  E. 必须同时具备条件和诱因才能引起疾病发生

5. 能够促进疾病发生发展的因素称为　　　　　　　　　　　　　　　　（　　）
  A. 疾病的条件
  B. 疾病的诱因
  C. 疾病的危险因素
  D. 疾病的内因
  E. 疾病的外因

6. 下列哪项因素不属于疾病发生的原因　　　　　　　　　　　　　　　（　　）
  A. 年龄和性别因素
  B. 染色体畸变
  C. 药物中毒
  D. 基因突变
  E. 变态反应

7. 下列对疾病条件的叙述哪一项是**错误**的 （　　）

   A. 条件是指在病因作用下,对疾病发生发展有影响的因素

   B. 条件包括内部条件和外部条件

   C. 对某一疾病发生是条件的因素,可能是另一疾病的原因

   D. 条件是疾病发生必不可少的因素

   E. 有的条件可以促进疾病发生,有的则延缓疾病发生

8. 下述哪项**不属于**生物性致病因素 （　　）

   A. 病毒   B. 细菌

   C. 四氯化碳   D. 立克次体

   E. 疟原虫

9. 导致青霉素过敏的致病因素属于 （　　）

   A. 生物性因素   B. 理化性因素

   C. 先天性因素   D. 营养性因素

   E. 免疫性因素

10. 对胎儿生长发育有损伤的因素属于 （　　）

   A. 生物性因素   B. 遗传性因素

   C. 先天性因素   D. 营养性因素

   E. 免疫性因素

11. 发病学研究的内容是 （　　）

   A. 疾病发生的原因   B. 疾病发生的条件

   C. 疾病发生的诱因   D. 自稳调节紊乱的变化

   E. 疾病发生发展及转归的规律和机制

12. 疾病的发展方向取决于 （　　）

   A. 病因的数量与强度   B. 存在的诱因

   C. 损伤与抗损伤力量的对比   D. 机体的抵抗力

   E. 机体自稳调节的能力

13. 疾病发生中的细胞机制主要是指 （　　）

   A. 致病因素直接破坏细胞及细胞器导致内环境紊乱

   B. 线粒体功能障碍导致内环境紊乱

   C. 离子泵功能失调导致内环境紊乱

   D. ATP 酶活性减弱导致内环境紊乱

   E. 病原微生物产生毒素导致组织细胞损伤

14. 疾病发生中的体液机制主要是指 （　　）

   A. 致病因素引起体液因子量的变化导致内环境紊乱

   B. 致病因素引起体液因子质的变化导致内环境的紊乱

   C. 致病因素引起体液质和量的变化导致内环境紊乱

   D. 肿瘤坏死因子数量的变化导致内环境紊乱

   E. 白介素数量的变化导致内环境紊乱

15. 不完全康复时 （　　）

   A. 致病因素已完全消失   B. 功能、代谢和结构的障碍完全消失

C. 基本病理变化尚未完全消失　　　　　D. 机体的自稳调节完全恢复正常

E. 劳动力完全恢复正常

16. 死亡的概念是指　　　　　　　　　　　　　　　　　　　（　　）

A. 呼吸、心跳停止,各种反射消失

B. 各组织器官的生命活动终止

C. 机体作为一个整体的功能永久性停止

D. 脑干以上中枢神经系统处于深度抑制状态

E. 重要生命器官发生不可逆损伤

17. 死亡的标志是　　　　　　　　　　　　　　　　　　　　（　　）

A. 瞳孔散大、固定　　　　　　　　　　　B. 自主呼吸停止

C. 心跳停止　　　　　　　　　　　　　　D. 脑死亡

E. 颅神经反射消失

18. 下列哪项不宜作为脑死亡的标准　　　　　　　　　　　（　　）

A. 心跳停止　　　　　　　　　　　　　　B. 自主呼吸停止

C. 颅神经反射消失　　　　　　　　　　　D. 不可逆性深昏迷

E. 瞳孔散大、固定

19. 全脑功能的永久性停止称为　　　　　　　　　　　　　（　　）

A. 临床死亡　　　　　　　　　　　　　　B. 脑死亡

C. 生物学死亡　　　　　　　　　　　　　D. 植物人状态

E. 濒死状态

B 型题

A. 疾病的原因　　　　　　　　　　　　　B. 疾病的条件

C. 疾病的诱因　　　　　　　　　　　　　D. 疾病的危险因素

E. 疾病的外因

1. 能够引起疾病并决定其特异性的因素称为　　　　　　　（　　）

2. 能够促进疾病发生的因素称为　　　　　　　　　　　　（　　）

3. 能够促进或阻碍疾病发生的因素称为　　　　　　　　　（　　）

A. 免疫性致病因素　　　　　　　　　　　B. 先天性致病因素

C. 理化性致病因素　　　　　　　　　　　D. 遗传性致病因素

E. 生物性致病因素

4. 病原微生物属于　　　　　　　　　　　　　　　　　　　（　　）

5. 氰化物中毒属于　　　　　　　　　　　　　　　　　　　（　　）

6. 基因突变属于　　　　　　　　　　　　　　　　　　　　（　　）

C 型题

A. 疾病发生的原因　　　　　　　　　　　B. 疾病发生的条件

C. 两者均有　　　　　　　　　　　　　　D. 两者均无

1. 营养不良属于　　　　　　　　　　　　　　　　　　　　（　　）

2. 染色体畸变属于　　　　　　　　　　　　　　　　　　　（　　）

3. 年龄和性别因素属于 （　　）

  A. 损伤性变化完全消失　　　　　　B. 损伤性变化得到控制

  C. 两者均有　　　　　　　　　　　D. 两者均无

4. 完全康复时 （　　）

5. 不完全康复时 （　　）

X 型题

1. 下列哪些因素属于疾病发生的原因 （　　）

  A. 精神因素　　　　　　　　　　　B. 免疫因素

  C. 年龄和性别因素　　　　　　　　D. 心理因素

2. 疾病发生发展的规律包括 （　　）

  A. 损伤与抗损伤　　　　　　　　　B. 康复与死亡

  C. 因果交替　　　　　　　　　　　D. 局部与整体

3. 损伤与抗损伤反应可以表现为 （　　）

  A. 贯穿于整个疾病过程中　　　　　B. 两者相互对立

  C. 两者可以相互转化　　　　　　　D. 影响疾病的转归

4. 脑死亡的判断标准包括 （　　）

  A. 心跳停止　　　　　　　　　　　B. 自主呼吸停止

  C. 瞳孔散大、固定　　　　　　　　D. 脑电波消失

5. 疾病发生的基本机制是 （　　）

  A. 神经机制　　　　　　　　　　　B. 细胞机制

  C. 体液机制　　　　　　　　　　　D. 分子机制

【答案】

A 型题

  1. E　2. B　3. A　4. D　5. B　6. A　7. D　8. C　9. E　10. C　11. E　12. C　13. A　14. C　　15. C
16. C　17. D　18. A　19. B

B 型题

  1. A　2. C　3. B　4. E　5. C　6. D

C 型题

  1. C　2. A　3. B　4. A　5. B

X 型题

  1. ABD　2. ACD　3. ABCD　4. BCD　5. ABCD

二、名词解释

1. Health

  【答案】　健康不仅是没有疾病或病痛,而且是躯体上、精神上和社会上处于完好状态。

2. Disease

  【答案】　机体在一定病因损害性作用下,因机体自稳调节(homeostasis)紊乱而发生的异常

生命活动过程。

3.病因

【答案】　能引起疾病并赋予该疾病以特征性的体内外因素。

4.条件

【答案】　是指那些能够影响疾病发生的各种机体内外因素,包括年龄、性别等体内因素,气温、地理环境等自然因素和国家经济状况、教育水平等社会因素。

5.诱因

【答案】　能够通过作用于病因或机体而促进疾病发生发展的因素。

6.神经机制

【答案】　指有的致病因素能直接侵犯神经系统或通过神经反射引起神经功能紊乱,使神经系统本身或其他器官功能异常,从而导致疾病发生的机制。

7.细胞机制

【答案】　指致病因素直接或间接作用于组织细胞,导致细胞的功能代谢障碍,从而引起细胞的自稳调节紊乱。

8.完全康复

【答案】　指疾病时所发生的损伤性变化完全消失,机体的自稳调节恢复正常。

9.不完全康复

【答案】　指疾病时的损伤性变化得到控制,但基本病理变化尚未完全消失,经机体代偿后功能代谢部分恢复,主要症状消失,有时可能留有后遗症。

10.脑死亡

【答案】　全脑的功能永久性停止。

11.临终关怀

【答案】　指为临终患者及其家属提供医疗、护理、心理、社会等方面的全方位服务与照顾,使患者在较为安详、平静中接纳死亡。

12.安乐死

【答案】　指患有不治之症的患者在濒死状态时,为了免除其精神和躯体上的极端痛苦,用医学方法结束生命。

三、简答题

1.何为脑死亡? 判断脑死亡的标准有哪些?

【答题要点】　脑死亡是指全脑的功能永久性停止。判断脑死亡的标准有:①自主呼吸停止:进行15分钟人工呼吸后仍无自主呼吸;②不可逆性深昏迷:无自主性肌肉活动,对外界刺激完全失去反应;③颅神经反射消失:对光反射、角膜反射、咳嗽反射、吞咽反射等均消失;④瞳孔散大、固定;⑤脑电波消失;⑥脑血液循环完全停止。

2.简述病因、条件及诱因在疾病发生发展中的关系。

【答题要点】　病因和条件的划分不是绝对的,而是相对的,应针对某个具体疾病而言。对于不同的疾病,同一个因素可以是某一个疾病发生的原因,也可以是另一个疾病发生的条件。在疾病发生发展的过程中条件和诱因都具有非常重要的作用,诱因属于条件的范畴。因此要阐明某一疾病的原因和条件,认识它们在疾病发生中的作用,必须进行具体的分析和研究。

3. 疾病、健康和亚健康三者之间有何联系？

【答题要点】 在许多情况下，从健康到疾病是一个由量变到质变的过程，而健康、疾病和亚健康状态三者共同存在于疾病－健康连续统一体中，在这个统一体中，健康与疾病是相互对立存在的，健康位于一端，疾病位于另一端，两者之间即为亚健康状态，它们三者之间可以随着时间的推移和机体状态以及环境的变化而处于变动状态。

4. 简述先天性疾病与遗传性疾病的区别。

【答题要点】 先天性疾病与遗传性疾病在致病因素及遗传特性等方面有较大的区别。先天性疾病是指有害因素损害胎儿的生长发育而引起的疾病，是与生俱来的，但并不向子代遗传。而遗传性疾病是指由遗传改变引起的疾病，主要是由基因突变或染色体畸变引起，可以与生俱来，也可以在个体发育到一定阶段或经某些因素诱发才表现出来，并向子代遗传。

四、论述题

1. 举例说明损伤与抗损伤反应在疾病发展过程中的作用。

【答题要点】 致病因素作用于机体引起损伤时，机体调动各种防御、代偿功能对抗致病因素及其所引起的损伤。损伤与抗损伤反应贯穿于疾病的始终，双方力量的对比决定着疾病的发展和转归。当损伤占优势，则病情恶化，甚至死亡；反之，当抗损伤占优势，则病情缓解，直至痊愈。

2. 举例说明什么是因果交替规律。

【答题要点】 原始病因作用于机体引起某些变化，前者为因，后者为果；而这些变化又作为发病学原因，引起新的变化，如此因果不断交替转化，推动疾病的发展。例如车祸时，机械暴力作为原始病因引起机体创伤，机械力是因，创伤是果；创伤又引起疼痛、失血等变化，进而造成有效循环血容量减少，动脉血压下降等一系列后果。如此因果不断交替，成为疾病发展的重要形式。

3. 你认为脑死亡判断标准中最重要的是哪一条？为什么？

【答题要点】 脑死亡判断标准中最重要的一条是自主呼吸停止。脑干是循环、呼吸的基本中枢，脑干死亡以心跳、呼吸停止为标准。近年来，呼吸、心跳都可以用人工维持，但心肌有自发的收缩能力，故在脑干死亡后的一段时间里可能还有微弱的心跳，而呼吸必须用人工维持，因此世界各国都把自主呼吸停止作为临床脑死亡首要判断标准。

4. 某作业工人在电力操作中不慎触电，约 10min 后被人发现，立即给予人工呼吸、胸外按压等紧急抢救措施，15min 后心跳和自主呼吸均未恢复，对外界刺激不发生任何反应，并出现瞳孔散大，对光反射消失。该工人是否已死亡？请说明理由。

【答题要点】 该工人已发生脑死亡。因为他在被发现之前已有大约 10min 的完全缺氧时间，而大脑在缺氧 5～6min 后即可出现不可逆性损伤。况且经 15min 积极抢救，心跳、自主呼吸仍未恢复，对外界刺激不发生任何反应，出现瞳孔散大，对光反射消失，所以按照脑死亡的判断标准，该工人已处于脑死亡状态。

（王万铁 唐兰兰）

第三章　水、电解质代谢紊乱

一、选择题

A 型题

1. 成人的体液总量约占体重的 　　　　　　　　　　　　　　　（　　）
   A. 40%　　　　　　　　　　　　　　B. 50%
   C. 60%　　　　　　　　　　　　　　D. 70%
   E. 80%

2. 正常成人血浆占体重的 　　　　　　　　　　　　　　　　　（　　）
   A. 4%　　　　　　　　　　　　　　　B. 5%
   C. 6%　　　　　　　　　　　　　　　D. 7%
   E. 8%

3. 内环境是指 　　　　　　　　　　　　　　　　　　　　　　（　　）
   A. 细胞外液　　　　　　　　　　　　B. 细胞
   C. 跨细胞液　　　　　　　　　　　　D. 体液
   E. 血浆

4. 体液中各部分间渗透压关系是 　　　　　　　　　　　　　　（　　）
   A. 细胞内高于细胞外　　　　　　　　B. 细胞内低于细胞外
   C. 血浆低于组织间液　　　　　　　　D. 组织间液低于细胞内液
   E. 细胞内外液基本相等

5. 决定细胞外液渗透压的主要因素是 　　　　　　　　　　　　（　　）
   A. 清蛋白　　　　　　　　　　　　　B. 球蛋白
   C. Na^+　　　　　　　　　　　　　　D. K^+
   E. 尿素

6. 正常成人的每天最低尿量为 　　　　　　　　　　　　　　　（　　）
   A. 1000ml　　　　　　　　　　　　　B. 800ml
   C. 500ml　　　　　　　　　　　　　　D. 300ml
   E. 100ml

7. 一般情况下正常成人每天出入水量约为 　　　　　　　　　　（　　）
   A. 3000～4000ml　　　　　　　　　　B. 2500～3000ml
   C. 2000～2500ml　　　　　　　　　　D. 1500～2000ml

E. 1000～1500ml

8. 正常成人血清钠浓度范围约为　　　　　　　　　　　　　　　　　　　　（　　）

    A. 100～120mmol/L　　　　　　　　　　B. 120～130mmol/L

    C. 130～150 mmol/L　　　　　　　　　　D. 150～170 mmol/L

    E. 170～190 mmol/L

9. 正常成人血清钾浓度为　　　　　　　　　　　　　　　　　　　　　　　（　　）

    A. 1.0～2.5 mmol/L　　　　　　　　　　B. 2.0～3.0 mmol/L

    C. 2.5～3.5 mmol/L　　　　　　　　　　D. 3.5～5.5 mmol/L

    E. 5.5～6.5 mmol/L

10. 抗利尿激素(ADH)的作用部位是　　　　　　　　　　　　　　　　　　　（　　）

    A. 近曲小管和远曲小管　　　　　　　　　B. 髓袢降支和远曲小管

    C. 髓袢升支和远曲小管　　　　　　　　　D. 近曲小管和集合管

    E. 远曲小管和集合管

11. 细胞外液渗透压至少有多少变动才会影响体内 ADH 释放　　　　　　　　（　　）

    A. 1%～2%　　　　　　　　　　　　　　B. 3%～4%

    C. 5%～6%　　　　　　　　　　　　　　D. 7%～8%

    E. 9%～10%

12. 正常机体水、电解质的动态平衡主要是通过什么作用来调节　　　　　　　（　　）

    A. 神经系统　　　　　　　　　　　　　　B. 内分泌系统

    C. 神经—内分泌系统　　　　　　　　　　D. 肾、肺

    E. 胃肠道

13. 促使醛固酮分泌增多的重要因素是　　　　　　　　　　　　　　　　　　（　　）

    A. 动脉血压↑　　　　　　　　　　　　　B. 血清[Na^+]↑

    C. 血清[K^+]↓　　　　　　　　　　　　D. 血容量↓

    E. 渗透压感受器敏感性↑

14. 下述有关体液描述哪项是正确的　　　　　　　　　　　　　　　　　　　（　　）

    A. 不同年龄体液占体重都是60%　　　　　B. 年龄越小,体液越少

    C. 因年龄、性别、胖瘦而异　　　　　　　D. 和进水量关系十分密切

    E. 体瘦者体液含量少

15. 低钠血症是指血清钠低于　　　　　　　　　　　　　　　　　　　　　　（　　）

    A. 120mmol/L　　　　　　　　　　　　　B. 125mmol/L

    C. 130mmol/L　　　　　　　　　　　　　D. 140mmol/L

    E. 150mmol/L

16. 低容量性低钠血症也可称为　　　　　　　　　　　　　　　　　　　　　（　　）

    A. 原发性脱水　　　　　　　　　　　　　B. 高渗性脱水

    C. 等渗性脱水　　　　　　　　　　　　　D. 低渗性脱水

    E. 慢性脱水

17. 低渗性脱水时血浆渗透压低于　　　　　　　　　　　　　　　　　　　　（　　）

    A. 320mmol/L　　　　　　　　　　　　　B. 310mmol/L

    C. 300mmol/L　　　　　　　　　　　　　D. 290mmol/L

E. 280mmol/L

18. 短期内大量丢失小肠液首先常出现　　　　　　　　　　　　（　　）
    A. 高渗性脱水　　　　　　　　　　　　B. 低渗性脱水
    C. 等渗性脱水　　　　　　　　　　　　D. 低钠血症
    E. 高钾血症

19. 高钠血症是指血清钠浓度大于　　　　　　　　　　　　　　（　　）
    A. 120mmol/L　　　　　　　　　　　　B. 130mmol/L
    C. 140mmol/L　　　　　　　　　　　　D. 150mmol/L
    E. 160mmol/L

20. 低容量性高钠血症又称　　　　　　　　　　　　　　　　　（　　）
    A. 原发性高钠血症　　　　　　　　　　B. 高渗性脱水
    C. 原发性醛固酮增多症　　　　　　　　D. Cushing 综合征
    E. Addison 病

21. 尿崩症患者会出现　　　　　　　　　　　　　　　　　　　（　　）
    A. 高渗性脱水　　　　　　　　　　　　B. 低渗性脱水
    C. 等渗性脱水　　　　　　　　　　　　D. 水中毒
    E. 低钠血症

22. 代谢性酸中毒时过度通气可产生　　　　　　　　　　　　　（　　）
    A. 水肿　　　　　　　　　　　　　　　B. 水中毒
    C. 低渗性脱水　　　　　　　　　　　　D. 等渗性脱水
    E. 高渗性脱水

23. 低渗性脱水时体内出现　　　　　　　　　　　　　　　　　（　　）

	细胞内液	细胞外液
A.	↓	↓↓
B.	↓↓	↓
C.	↓↓	↓↓
D.	↑	↓↓
E.	↓↓	↑

24. 高渗性脱水患者血清钠浓度是　　　　　　　　　　　　　　（　　）
    A. ＞150mmol/L　　　　　　　　　　　B. ＞160mmol/L
    C. ＞170mmol/L　　　　　　　　　　　D. ＞180mmol/L
    E. ＞190mmol/L

25. 哪一类水、电解质代谢紊乱可导致脑出血　　　　　　　　　（　　）
    A. 等渗性脱水　　　　　　　　　　　　B. 高渗性脱水
    C. 低渗性脱水　　　　　　　　　　　　D. 低钠血症
    E. 低钾血症

26. 高渗性脱水患者血浆渗透压是　　　　　　　　　　　　　　（　　）
    A. ＞250mmol/L　　　　　　　　　　　B. ＞270mmol/L
    C. ＞290mmol/L　　　　　　　　　　　D. ＞310mmol/L
    E. ＞330mmol/L

27. 盛暑行军时只过多饮水而未补盐可发生　　　　　　　　　（　　）

    A. 等渗性脱水　　　　　　　　　　　B. 低渗性脱水

    C. 高渗性脱水　　　　　　　　　　　D. 水肿

    E. 水中毒

28. 等渗性脱水时,体液变化的特点是　　　　　　　　　　　（　　）

          细胞内液　　细胞外液

    A.　　　　↓　　　　　↓

    B.　　　　↓　　　　　↑

    C.　　　　↓　　　　变化不大

    D.　　　　↑　　　　　↓

    E.　　　变化不大　　　　↓

29. 等渗性脱水如未经处理可转变为　　　　　　　　　　　（　　）

    A. 低渗性脱水　　　　　　　　　　　B. 高渗性脱水

    C. 低钠血症　　　　　　　　　　　　D. 低钾血症

    E. 水中毒

30. 水肿的概念是指　　　　　　　　　　　　　　　　　　（　　）

    A. 组织间隙或体腔中液体过多　　　　B. 体内体液含量过多

    C. 细胞内液含量过多　　　　　　　　D. 细胞外液含量过多

    E. 血管内液体过多

31. 下述哪一类水肿**不属于**全身性水肿　　　　　　　　　（　　）

    A. 心性水肿　　　　　　　　　　　　B. 炎性水肿

    C. 肾性水肿　　　　　　　　　　　　D. 肝性水肿

    E. 营养不良性水肿

32. 下述哪一项不是维持血管内外液体交换平衡的因素?　　（　　）

    A. 毛细血管流体静压　　　　　　　　B. 微血管壁通透性

    C. 淋巴回流　　　　　　　　　　　　D. 血浆晶体渗透压

    E. 血浆胶体渗透压

33. 驱使血管内液体向外滤出的力量即平均有效流体静压是　（　　）

    A. 动脉端毛细血管平均血压与组织间液流体静压之差

    B. 静脉端毛细血管平均血压与组织间液流体静压之差

    C. 静脉端毛细血管平均血压与血浆胶体渗透压之差

    D. 毛细血管平均血压与组织间隙的流体静压之差

    E. 动脉端毛细血管平均血压与血浆胶体渗透压之差

34. 促使液体回流至毛细血管内的力量即有效胶体渗透压是　（　　）

    A. 毛细血管血压减去组织液胶体渗透压

    B. 血浆胶体渗透压减去组织液胶体渗透压

    C. 毛细血管血压减去组织液流体静压

    D. 血浆胶体渗透压减去组织液流体静压

    E. 毛细血管血压减去血浆胶体渗透压

35. 血浆胶体渗透压的大小主要取决于哪一种血浆蛋白的含量　　　　　　（　　）
    A. 糖蛋白　　　　　　　　　　　　　B. 脂蛋白
    C. 纤维蛋白　　　　　　　　　　　　D. 白蛋白
    E. 球蛋白

36. 使全身体循环静脉压增高的重要原因是　　　　　　　　　　　　　（　　）
    A. 静脉血栓形成　　　　　　　　　　B. 左心衰竭
    C. 右心衰竭　　　　　　　　　　　　D. 纵隔肿瘤
    E. 淋巴回流受阻

37. 炎性水肿产生的主要机制是　　　　　　　　　　　　　　　　　（　　）
    A. 局部血管内血浆胶体渗透压降低　　B. 组织间液胶体渗透压升高
    C. 微血管壁通透性增高　　　　　　　D. 组织间液流体静压升高
    E. 淋巴回流障碍

38. 使肾近曲小管重吸收钠水增多的因素是　　　　　　　　　　　　（　　）
    A. 小管周围毛细血管内胶体渗透压增高　　B. 小管周围毛细血管流体静压增高
    C. ADH 分泌增多　　　　　　　　　　D. 醛固酮分泌增多
    E. 心房肽分泌增多

39. 水肿时产生钠水潴留的基本机制是　　　　　　　　　　　　　　（　　）
    A. 毛细血管有效流体静压增加　　　　B. 有效胶体渗透压下降
    C. 淋巴回流障碍　　　　　　　　　　D. 毛细血管壁通透性增高
    E. 肾小球—肾小管失平衡

40. 微血管壁受损引起水肿的主要机制是　　　　　　　　　　　　　（　　）
    A. 组织间液胶体渗透压升高　　　　　B. 毛细血管流体静压升高
    C. 淋巴回流障碍　　　　　　　　　　D. 组织间液流体静压升高
    E. 血液浓缩

41. 低蛋白血症引起水肿的机制是　　　　　　　　　　　　　　　　（　　）
    A. 组织间液胶体渗透压升高　　　　　B. 毛细血管流体静压下降
    C. 毛细血管壁通透性增高　　　　　　D. 组织间液流体静压升高
    E. 血浆胶体渗透压下降

42. 下列哪一因素使肾近曲小管钠水重吸收增多　　　　　　　　　　（　　）
    A. 肾素分泌增多　　　　　　　　　　B. 肾上腺素减少
    C. 抗利尿激素分泌增多　　　　　　　D. 心房钠尿肽分泌减少
    E. 醛固酮分泌增多

43. 肾小球滤过分数的含义是指　　　　　　　　　　　　　　　　　（　　）
    A. 肾小球滤过率与肾小管重吸收率之比值
    B. 肾小球滤过率与肾血流量之比值
    C. 肾小球滤过率与肾血浆流量之比值
    D. 肾小球滤过钠量与肾小管重吸收钠量之比值
    E. 肾血流量与肾小球滤过率之比例

44. 下列哪一种激素病理性分泌增多可导致钠在体内潴留　　　　　　（　　）
    A. 甲状旁腺素　　　　　　　　　　　B. 甲状腺素

C. 醛固酮   D. 抗利尿激素

E. 肾上腺素

45. 漏出液的比重是 （ ）

    A. 高于 1.015   B. 低于 1.015

    C. 高于 1.018   D. 低于 1.018

    E. 在 1.015～1.018

46. 渗出液的比重是 （ ）

    A. 高于 1.015   B. 低于 1.015

    C. 高于 1.018   D. 低于 1.018

    E. 在 1.015～1.018

47. 全身或躯体局部水肿的重要体征是 （ ）

    A. 腹壁水肿   B. 皮肤肿胀

    C. 足踝部水肿   D. 皮下水肿

    E. 眼睑浮肿

48. 心性水肿最先出现的部位是 （ ）

    A. 四肢   B. 面部

    C. 眼睑   D. 下垂部位

    E. 腹腔

49. 肾性水肿首先出现的部位是 （ ）

    A. 上肢   B. 下肢

    C. 腹腔   D. 眼睑

    E. 下垂部位

50. 肝性水肿最先出现的部位是 （ ）

    A. 上肢   B. 下肢

    C. 下垂部位   D. 面部

    E. 腹腔

51. 急性肾小球肾炎引起全身性水肿的主要环节是 （ ）

    A. 肾小球滤过率降低   B. 滤过膜通透性增加

    C. 醛固酮增多   D. 全身毛细血管通透性增加

    E. 肾小管重吸收增多

52. 有关水肿液的描述哪一项是**错误**的 （ ）

    A. 所有水肿液均含有血浆的全部成分   B. 根据蛋白含量不同分为漏出液和渗出液

    C. 漏出液蛋白质的含量低于 2.5g%   D. 渗出液蛋白质的含量可达 3g%～5g%

    E. 渗出液多见于炎性水肿

53. 淋巴性水肿液蛋白含量较高的主要原因是 （ ）

    A. 局部毛细淋巴管通透性高   B. 局部毛细血管通透性高

    C. 局部微静脉通透性高   D. 局部组织蛋白分解多

    E. 水和晶体物质透过血管壁回吸收

54. 机体对钾平衡的调节依靠 （ ）

    A. 肠的调节   B. 肾的调节

C. 钾的跨细胞转移　　　　　　　　　　　　D. 皮肤的调节

E. 以上均是

55. 下述有关钾平衡的描述哪一项是正确的　　　　　　　　　　　　　（　　）

  A. 体内的钾主要从食盐中摄入　　　　　　B. 肠道不易吸收,故肠道中钾浓度高

  C. 细胞外钾浓度明显高于细胞内钾浓度　　D. 多吃多排,少吃少排,不吃不排

  E. 正常人摄入钾的 90% 经肾随尿排出

56. 影响体内外钾平衡调节的主要激素是　　　　　　　　　　　　　（　　）

  A. 胰岛素　　　　　　　　　　　　　　　B. 肾素

  C. 生长素　　　　　　　　　　　　　　　D. 醛固酮

  E. 甲状旁腺素

57. 影响钾的跨细胞转移的主要激素是　　　　　　　　　　　　　　（　　）

  A. 胰岛素　　　　　　　　　　　　　　　B. 肾素

  C. 生长素　　　　　　　　　　　　　　　D. 甲状腺素

  E. 甲状旁腺素

58. 促使肾排钾增多的因素是　　　　　　　　　　　　　　　　　　（　　）

  A. 醛固酮分泌减少　　　　　　　　　　　B. 细胞外液钾浓度降低

  C. 远曲小管的原尿流速减慢　　　　　　　D. 酸中毒

  E. 碱中毒

59. 下述有关钾的生理功能的描述哪一项是**错误**的　　　　　　　　（　　）

  A. 钾与糖原和蛋白质的合成关系密切

  B. 钾参与调节细胞内外的渗透压平衡

  C. 钾参与酸碱平衡的调节

  D. 钾对神经—肌肉组织兴奋性维持是不可缺少的

  E. 钾是产生动作电位的主要离子

60. 低钾血症是指血清钾浓度低于　　　　　　　　　　　　　　　　（　　）

  A. 1.5mmol/L　　　　　　　　　　　　　B. 2.5mmol/L

  C. 3.5mmol/L　　　　　　　　　　　　　D. 4.5mmol/L

  E. 5.5mmol/L

61. 下列哪一项**不属于**低钾血症对骨骼肌的影响　　　　　　　　　（　　）

  A. 肌无力　　　　　　　　　　　　　　　B. 超极化阻滞

  C. 静息电位负值减小　　　　　　　　　　D. 肌麻痹

  E. 兴奋性降低

62. "去极化阻滞"是指　　　　　　　　　　　　　　　　　　　　　（　　）

  A. 低钾血症时的神经—肌肉兴奋性↓　　　B. 低钾血症时的神经—肌肉兴奋性↑

  C. 高钾血症时的神经—肌肉兴奋性↓　　　D. 高钾血症时的神经—肌肉兴奋性↑

  E. 低钙血症时的神经—肌肉兴奋性↑

63. "超极化阻滞"是指　　　　　　　　　　　　　　　　　　　　　（　　）

  A. 低钾血症时的神经—肌肉兴奋性↓　　　B. 低钾血症时的神经—肌肉兴奋性↑

  C. 高钾血症时的神经—肌肉兴奋性↓　　　D. 高钾血症时的神经—肌肉兴奋性↑

  E. 低钙血症时的神经—肌肉兴奋性↑

64. 低钾血症的最常见原因是 （ ）
    A. 钾摄入不足   B. 钾丢失过多
    C. 碱中毒   D. 神经性厌食
    E. 过量使用胰岛素

65. 过量胰岛素产生低钾血症的机制是 （ ）
    A. 大量出汗导致钾丧失   B. 醛固酮分泌过多
    C. 肾小管重吸收钾障碍   D. 结肠分泌钾加强
    E. 细胞外钾向细胞内转移

66. 肌无力与下述哪一项物质摄入有关 （ ）
    A. 粗制糠油   B. 粗制棉籽油
    C. 粗制菜油   D. 有机磷农药
    E. 重金属盐

67. 钡中毒引起低钾血症的机制是 （ ）
    A. 小肠对钾的吸收减少   B. 剧烈呕吐失钾
    C. 结肠分泌钾的作用加强   D. 钾从细胞内流出的通道被阻断
    E. 细胞外钾大量向细胞内转移

68. 急性低钾血症对神经—肌肉组织电生理的影响是 （ ）

	静息电位(负值)	阈值	静息电位与阈电位间差值
A.	↑	不变	↑
B.	↓	不变	↓
C.	不变	↑	↑
D.	不变	↓	↓
E.	↑	↑	↑

69. 某患者消化道手术后禁食 3 天,仅静脉输入大量 5‰ 葡萄糖液,此患者最容易发生的电解质紊乱是 （ ）
    A. 低钠血症   B. 低钙血症
    C. 低镁血症   D. 低磷血症
    E. 低钾血症

70. 低钾血症患者可出现 （ ）
    A. 反常性酸性尿   B. 反常性碱性尿
    C. 中性尿   D. 正常性酸性尿
    E. 正常性碱性尿

71. 急性低钾血症时心肌电生理特点是 （ ）

	静息电位与阈电位差值	兴奋性
A.	↑	↑
B.	↓	↑
C.	↓	↓
D.	↑	↓
E.	不变	↑

72. 急性低钾血症对心肌生理特征的影响是　　　　　　　　　　　　　（　　）

	兴奋性	自律性	传导性	收缩性
A.	↑	↓	↑	↓
B.	↑	↑	↑	↑
C.	↑	↓	↓	↑
D.	↑	↑	↓	↓
E.	↓	↓	↑	↑

73. 钾代谢障碍与酸碱平衡紊乱常互为影响，下述正确的是　　　　　　（　　）
　　A. 低钾血症常引起代谢性酸中毒　　　　　B. 低钾血症常引起代谢性碱中毒
　　C. 代谢性酸中毒常引起低钾血症　　　　　D. 代谢性碱中毒常引起高钾血症
　　E. 高钾血症常引起代谢性碱中毒

74. 低钾血症可出现呼吸衰竭的原因是　　　　　　　　　　　　　　　（　　）
　　A. 中枢神经功能障碍　　　　　　　　　　B. 左心衰竭导致肺水肿
　　C. 引起 $\dot{V}_A/\dot{Q}$ 失调　　　　　　　　　　D. 引起阻塞性通气不足
　　E. 引起限制性通气不足

75. 低钾血症造成横纹肌溶解的主要原因是　　　　　　　　　　　　　（　　）
　　A. 运动时肌肉缺血　　　　　　　　　　　B. 代谢障碍
　　C. 尿毒症　　　　　　　　　　　　　　　D. 碱中毒
　　E. 肌肉麻痹少活动

76. 缺钾对肾功能损害主要表现为　　　　　　　　　　　　　　　　　（　　）
　　A. 蛋白尿、管型尿　　　　　　　　　　　B. 肾小球滤过率减少
　　C. 髓袢升支粗段重吸收 $NaCl$ 障碍　　　　D. 集合管对 ADH 的反应增高
　　E. 尿浓缩功能障碍

77. 低钾血症时补钾时应遵守　　　　　　　　　　　　　　　　　　　（　　）
　　A. 一般口服，严重患者必要时可静脉推注
　　B. 血清钾＜4mmol/L 时应静脉补钾
　　C. 如血清钾恢复慢，应加大剂量加快滴注速度
　　D. 每日尿量＞500ml 以上时才允许静脉滴注补钾
　　E. 补钾 3 天应停止以免发生高钾血症

78. 低钾血症时对酸碱平衡的影响是　　　　　　　　　　　　　　　　（　　）
　　A. 细胞内碱中毒，细胞外酸中毒　　　　　B. 细胞内碱中毒，细胞外正常
　　C. 细胞内酸中毒，细胞外碱中毒　　　　　D. 细胞内外均碱中毒
　　E. 细胞内外均酸中毒

79. 高钾血症是血清钾大于　　　　　　　　　　　　　　　　　　　　（　　）
　　A. 4.5mmol/L　　　　　　　　　　　　　B. 5.5mmol/L
　　C. 6.5mmol/L　　　　　　　　　　　　　D. 7.5mmol/L
　　E. 8.5mmol/L

80. 引起高钾血症的最主要原因是　　　　　　　　　　　　　　　　　（　　）
　　A. 急性酸中毒引起细胞内 K^+ 释放至细胞外液
　　B. 血管内溶血使 K^+ 从细胞内释放至血浆

C. 缺氧时细胞 K^+ 释放至细胞外液

D. 肾脏排钾减少

E. 大量使用保钾性利尿剂

81. 挤压综合征常导致　　　　　　　　　　　　　　　　　　　　（　　）

　　A. 高钠血症　　　　　　　　　　　　　B. 低钠血症

　　C. 低钾血症　　　　　　　　　　　　　D. 高钾血症

　　E. 低镁血症

82. 急性重度高钾血症对心肌生理特征的影响是　　　　　　　　　　（　　）

	兴奋性	自律性	传导性	收缩性
A.	↓	↓	↓	↓
B.	↓	↑	↑	↑
C.	↓	↑	↓	↑
D.	↓	↓	↓	↓
E.	↑	↓	↓	↓

83. 高钾血症时心电图的特点是　　　　　　　　　　　　　　　　　（　　）

　　A. T 波高尖, QRS 波群增宽　　　　　　B. T 波低平, Q-T 间期缩短

　　C. T 波低平, Q-T 间期延长　　　　　　D. T 波低平, Q-T 间期延长

　　E. T 波低平, 出现 U 波

84. 高钾血症时骨骼肌的电生理特点是　　　　　　　　　　　　　　（　　）

	静息电位(负值)	阈电值	静息电位与阈电位间差值
A.	↓	不变	↓
B.	↓	↓	↓
C.	↑	不变	↑
D.	不变	↑	↑
E.	不变	↓	↓

85. 高钾血症时, 可使酸碱平衡状况出现　　　　　　　　　　　　　（　　）

　　A. 细胞内外均酸中毒　　　　　　　　　B. 细胞内外均碱中毒

　　C. 细胞内酸中毒, 细胞外正常　　　　　D. 细胞内碱中毒, 细胞外酸中毒

　　E. 细胞内酸中毒, 细胞外碱中毒

86. 高钾血症对机体的最大危害是　　　　　　　　　　　　　　　　（　　）

　　A. 低血糖　　　　　　　　　　　　　　B. 心肌收缩性降低

　　C. 骨骼肌麻痹　　　　　　　　　　　　D. 酸中毒

　　E. 心室颤动和停跳

87. 低镁血症是指血清镁低于　　　　　　　　　　　　　　　　　　（　　）

　　A. 0.25mmol/L　　　　　　　　　　　　B. 0.50mmol/L

　　C. 0.75mmol/L　　　　　　　　　　　　D. 1.0mmol/L

　　E. 1.25mmol/L

88. 细胞内液中含量占第二位的阳离子是　　　　　　　　　　　　　（　　）

　　A. K^+　　　　　　　　　　　　　　　B. Na^+

　　C. Ca^{2+}　　　　　　　　　　　　　D. Mg^{2+}

E. Zn^{2+}

89. 下述有关镁代谢的描述哪项是**错误**的 （ ）
   A. 大部分食物中含有镁 　　　　　　B. 肾是调节体内镁平衡的重要器官
   C. 尿镁排泄与血清镁相平衡 　　　　D. 体内镁有 53% 存在于骨骼
   E. 只有 1%～2% 在细胞内

90. 高钙血症患者出现低镁血症的机制是 （ ）
   A. 影响食欲而镁摄入减少 　　　　　B. 镁向细胞内转移
   C. 镁从汗液排出增多 　　　　　　　D. 镁随尿排出增多
   E. 镁从粪便排出增多

91. 低镁血症时神经－肌肉兴奋性增高的产生的机制是 （ ）
   A. 膜电位升高 　　　　　　　　　　B. 阈电位降低
   C. γ-氨基丁酸释放增多 　　　　　　D. 乙酰胆碱释放增多
   E. ATP 生成增多

92. 低镁血症引起的心律失常的主要机制是 （ ）
   A. 心肌兴奋性增高 　　　　　　　　B. 通过高钾血症
   C. 通过低钾血症 　　　　　　　　　D. Na^+ 进入心肌细胞加快
   E. 心肌缺血

93. 产生高镁血症的主要原因是 （ ）
   A. 肾脏排镁减少 　　　　　　　　　B. 严重挤压伤
   C. 严重糖尿病 　　　　　　　　　　D. 严重酸中毒
   E. 摄入镁过多

94. 急性高镁血症的紧急治疗措施是 （ ）
   A. 静脉输入葡萄糖 　　　　　　　　B. 静脉输入葡萄糖酸钙
   C. 应用利尿剂加速镁的排出 　　　　D. 静脉输入生理盐水
   E. 静脉输入乳酸钠

95. 正常人血清总钙量浓度为 （ ）
   A. 1.25～1.75mmol/L 　　　　　　　B. 2.25～2.75mmol/L
   C. 3.25～3.75mmol/L 　　　　　　　D. 4.25～4.75mmol/L
   E. 5.25～5.75mmol/L

96. 肠道吸收钙的主要部位是 （ ）
   A. 十二指肠 　　　　　　　　　　　B. 空肠上段
   C. 十二指肠和空肠上段 　　　　　　D. 空肠下段
   E. 十二指肠和空肠下段

97. 血钙中的哪一形式钙具有直接生理作用 （ ）
   A. 蛋白结合钙 　　　　　　　　　　B. 可扩散结合钙
   C. 柠檬酸钙 　　　　　　　　　　　D. 乳酸钙
   E. 游离钙

98. 下述哪一形式的钙属于血浆中可扩散不解离钙 （ ）
   A. 蛋白结合钙 　　　　　　　　　　B. 离子钙
   C. 除 Ca^{2+} 以外的其他形式钙 　　　D. 柠檬酸钙

E. 游离钙

B 型题

A. Na^+	B. K^+
C. Mg^{2+}	D. Ca^{2+}
E. Fe^{2+}	

1. 凝血过程中必不可少的因子是　　　　　　　　　　　　　　　（　　）
2. 决定细胞外液渗透压的主要阳离子是　　　　　　　　　　　　（　　）
3. 决定细胞内液渗透压的主要阳离子是　　　　　　　　　　　　（　　）

A. 肾素	B. 血管紧张素
C. 醛固酮	D. 抗利尿激素
E. 心房肽	

4. 促进肾小管重吸收水的是　　　　　　　　　　　　　　　　　（　　）
5. 促进肾小管重吸收钠的是　　　　　　　　　　　　　　　　　（　　）
6. 抑制肾小管重吸收钠水的是　　　　　　　　　　　　　　　　（　　）

A. 高渗性脱水	B. 低渗性脱水
C. 等渗性脱水	D. Cushing 综合征
E. 急性水中毒	

7. 低容量性低钠血症见于　　　　　　　　　　　　　　　　　　（　　）
8. 高容量性低钠血症见于　　　　　　　　　　　　　　　　　　（　　）
9. 低容量性高钠血症见于　　　　　　　　　　　　　　　　　　（　　）
10. 高容量性高钠血症见于　　　　　　　　　　　　　　　　　　（　　）

A. 尿量减少而尿钠偏高	B. 尿量减少而尿钠降低
C. 尿量增加而尿钠偏高	D. 尿量增加而尿钠正常
E. 尿量不减少而尿钠降低	

11. 高渗性脱水　　　　　　　　　　　　　　　　　　　　　　　（　　）
12. 肾外原因引起的低渗性脱水早期　　　　　　　　　　　　　　（　　）
13. 肾性原因引起的低渗性脱水晚期　　　　　　　　　　　　　　（　　）

A. 高渗性脱水	B. 低渗性脱水
C. 等渗性脱水	D. 水中毒
E. 水肿	

14. 慢性充血性心力衰竭患者常发生　　　　　　　　　　　　　　（　　）
15. 急性肾衰少尿期摄入水分过多可发生　　　　　　　　　　　　（　　）
16. 大量呕吐未加处理短期内常发生　　　　　　　　　　　　　　（　　）
17. 麻痹性肠梗阻时短期内常发生　　　　　　　　　　　　　　　（　　）

A. 高渗性脱水	B. 低渗性脱水
C. 等渗性脱水	D. 全身性水肿
E. 水中毒	

18. 最容易导致低血容量性休克的是　　　　　　　　　　　　　　（　　）
19. 小儿严重腹泻数日后未经处理可发生　　　　　　　　　　　　（　　）

20.肾球—管失衡可引起　　　　　　　　　　　　　　　　　　　　　（　　）

　　A.骨骼肌静息电位负值增大　　　　　　B.骨骼肌静息电位负值减少

　　C.骨骼肌阈电位负值减少　　　　　　　D.骨骼肌阈电位负值增大

　　E.骨骼肌静息电位和阈电位负值均减少

21.急性低钾血症　　　　　　　　　　　　　　　　　　　　　　　　（　　）

22.高钙血症　　　　　　　　　　　　　　　　　　　　　　　　　　（　　）

23.低钙血症　　　　　　　　　　　　　　　　　　　　　　　　　　（　　）

　　A.神经—肌肉兴奋性先升高后降低　　　B.神经—肌肉兴奋性先降低后升高

　　C.神经—肌肉兴奋性降低　　　　　　　D.神经—肌肉兴奋性降低

　　E.神经—肌肉兴奋性无明显变化

24.急性高钾血症　　　　　　　　　　　　　　　　　　　　　　　　（　　）

25.急性低钾血症　　　　　　　　　　　　　　　　　　　　　　　　（　　）

26.慢性高钾血症　　　　　　　　　　　　　　　　　　　　　　　　（　　）

27.慢性低钾血症　　　　　　　　　　　　　　　　　　　　　　　　（　　）

　　A.毛细血管血压增高　　　　　　　　　B.微血管通透性增高

　　C.血浆胶体渗透压增高　　　　　　　　D.淋巴回流受阻

　　E.肾小球滤过率降低

28.丝虫病引起下肢水肿的主要机制是　　　　　　　　　　　　　　（　　）

29.炎性水肿的发生主要是由于　　　　　　　　　　　　　　　　　（　　）

30.肾小球肾炎发生水肿的主要机制是　　　　　　　　　　　　　　（　　）

31.乳腺癌根治术后上肢水肿是由于　　　　　　　　　　　　　　　（　　）

　　A.先出现于下垂部位　　　　　　　　　B.先出现于面部和眼睑

　　C.常伴有腹水形成　　　　　　　　　　D.水肿部位压之不凹陷

　　E.晨起眼睑浮肿,面部和手指发紧

32.肾性水肿　　　　　　　　　　　　　　　　　　　　　　　　　　（　　）

33.肝性水肿　　　　　　　　　　　　　　　　　　　　　　　　　　（　　）

34.心性水肿　　　　　　　　　　　　　　　　　　　　　　　　　　（　　）

C 型题

　　A.血浆胶体渗透压　　　　　　　　　　B.血浆晶体渗透压

　　C.两者均是　　　　　　　　　　　　　D.两者均不是

1.血浆总渗透压是指　　　　　　　　　　　　　　　　　　　　　　（　　）

2.血浆总渗透压中的主要部分是　　　　　　　　　　　　　　　　　（　　）

3.在血管内、外液体交换中起重要作用的是　　　　　　　　　　　　（　　）

　　A.早期即尿量减少　　　　　　　　　　B.早期出现外周循环衰竭

　　C.两者均有　　　　　　　　　　　　　D.两者均无

4.低渗性脱水的症状是　　　　　　　　　　　　　　　　　　　　　（　　）

5.高渗性脱水的症状是　　　　　　　　　　　　　　　　　　　　　（　　）

6.等渗性脱水的症状是　　　　　　　　　　　　　　　　　　　　　（　　）

　　A.细胞外液增加　　　　　　　　　　　B.细胞内液增加

C. 两者均有   D. 两者均无

7. 水中毒   (A)

8. 高渗性脱水   ( )

9. 低渗性脱水   ( )

   A. 细胞外液减少   B. 细胞内液减少

   C. 两者均有   D. 两者均无

10. 高渗性脱水   ( )

11. 低渗性脱水   ( )

   A. 体内钠潴留   B. 体内水潴留

   C. 两者均有   D. 两者均无

12. 抗利尿激素分泌过多时   ( )

13. 营养不良性水肿时   ( )

14. 低渗性脱水时   ( )

   A. 神经—肌肉兴奋性降低   B. 心肌兴奋性降低

   C. 两者均有   D. 两者均无

15. 急性低钾血症时   ( )

16. 急性轻度高钾血症   ( )

17. 急性重度高钾血症   ( )

   A. 低钾血症   B. 低镁血症

   C. 两者均有   D. 两者均无

18. 胰岛素治疗糖尿病酮症酸中毒时易伴发   ( )

19. 长期使用利尿酸时易发生   ( )

20. Addison 病患者表现有   ( )

   A. 近曲小管重吸收钠水增多   B. 远曲小管重吸收钠水增多

   C. 两者均有   D. 两者均无

21. 醛固酮分泌增多可引起   ( )

22. 心房肽分泌减少可引起   ( )

   A. 心律失常   B. T 波高尖

   C. 两者均有   D. 两者均无

23. 低钾血症可出现   ( )

24. 高钾血症可出现   ( )

   A. 易发生休克   B. 明显口渴, 少尿

   C. 两者均有   D. 两者均无

25. 低渗性脱水   ( )

26. 高渗性脱水   ( )

27. 等渗性脱水   ( )

   A. 肾小球滤过率下降   B. 肾小管对钠水重吸收增多

   C. 两者均有   D. 两者均无

28. 心性水肿时钠水潴留的因素是   ( )

29. 肾炎性水肿时钠水潴留的因素是   ( )

30.肝性水肿时钠水潴留的因素 （ ）

X 型题

1.跨细胞液包括 （ ）
  A.血浆   B.关节液
  C.脑脊液   D.胸膜腔液

2.水的生理功能是 （ ）
  A.参与重要的生化反应   B.良好的溶剂
  C.调节体温   D.有润滑作用

3.正常机体排出水分的途径有 （ ）
  A.肺   B.脾
  C.肾   D.皮肤

4.正常机体内水的来源有 （ ）
  A.自由水   B.结合水
  C.饮水   D.食物水

5.促使醛固酮分泌释放的因素有 （ ）
  A.血$[Na^+]$下降   B.血糖浓度降低
  C.血管紧张素Ⅱ增加   D.循环血量减少

6.机体无机电解质的主要功能有 （ ）
  A.维持体液的渗透平衡   B.维持体液的酸碱平衡
  C.维持神经—肌肉、心肌细胞的静息电位   D参与新陈代谢

7.醛固酮的作用有 （ ）
  A.排氯   B.排氢
  C.排钾   D.保水

8.心房肽影响水钠代谢的机制有 （ ）
  A.减少肾素的分泌   B.抑制醛固酮的分泌
  C.对抗血管紧张素的缩血管效应   D.拮抗醛固酮的潴Na^+作用

9.水钠代谢障碍表现形式有 （ ）
  A.低渗性脱水   B.高渗性脱水
  C.低渗性水过多   D.等渗性水过多

10.低容量性低钠血症对机体的影响有 （ ）
  A.直立性眩晕   B.血压下降
  C.脉搏细速   D.皮肤弹性减弱

11.肾外因素引起低容量性低钠血症患者晚期 （ ）
  A.低血容量性休克   B.少尿
  C.尿钠含量减少   D.脑出血

12.高容量性低钠血症对机体的影响表现为 （ ）
  A.细胞外液增加   B.细胞外液低渗
  C.早期出现凹陷性水肿   D.脑组织水肿

13.ADH 分泌异常综合征可见于 （ ）

A. 恶性肿瘤   B. 中枢神经系统疾病

C. 肺结核病   D. 肺炎

14. 糖尿病患者出现低容量性高钠血症的机制有   ( )

     A. 经呼吸道失水过多   B. 经皮肤失水过多

     C. 经肾失水过多   D. 经胃肠道失水过多

15. 大汗后未经处理可能出现   ( )

     A. 高渗性脱水   B. 低渗性脱水

     C. 等渗性脱水   D. 低钾血症

16. 高容量性高钠血症可见于   ( )

     A. 医源性盐摄入过多   B. 原发性醛固酮增多症

     C. Cushing 综合征   D. 水肿

17. 经肾大量失水可见于   ( )

     A. 急性肾功能衰竭早期   B. 中枢性尿崩症

     C. 肾性尿崩症   D. 大量滴注甘露醇

18. 高渗性脱水患者常出现   ( )

     A. 口渴   B. 尿少

     C. 休克   D. 尿比重增高

19. 下述哪些水肿属于全身性水肿   ( )

     A. 心性水肿   B. 肾性水肿

     C. 肝性水肿   D. 营养不良性水肿

20. 下述哪些水肿属局部性水肿   ( )

     A. 炎性水肿   B. 肝性水肿

     C. 淋巴性水肿   D. 血管神经性水肿

21. 引起组织液生成过多的因素有   ( )

     A. 组织间液胶体渗透压降低   B. 毛细血管流体静压增高

     C. 血浆胶体渗透压降低   D. 微血管壁通透性增高

22. 导致血管内外液体交换失衡的因素有   ( )

     A. 醛固酮分泌增多   B. 心房肽分泌减少

     C. 毛细血管流体静压增高   D. 血浆胶体渗透压下降

23. 导致局部毛细血管流体静压增高的直接因素有   ( )

     A. 血浆蛋白含量下降   B. 肿瘤压迫静脉

     C. 静脉血栓形成   D. 淋巴回流受阻

24. 导致有效胶体渗透压下降的因素是   ( )

     A. 蛋白质丢失增多   B. 恶性肿瘤

     C. 大量钠水潴留   D. 淋巴回流受阻

25. 导致体内钠水潴留的因素是   ( )

     A. 肾小球滤过率降低   B. 近曲小管重吸收钠水增加

     C. 远曲小管重吸收钠水增加   D. 集合管重吸收钠水增加

26. 能使抗利尿激素分泌增多的因素是   ( )

     A. 前列腺素   B. 血浆渗透压升高

C. 有效循环血量减少　　　　　　　　　D. 缓激肽

27. 有关对钾代谢的描述哪些是正确的　　　　　　　　　　　　　　　　（　　）

　　A. 钾是体内最重要的无机盐阳离子之一

　　B. 体内钾 90％分布在细胞内

　　C. 钾离子是细胞内最主要的阳离子

　　D. 成人每天钾摄入和排出处于动态平衡

28. 机体对钾平衡的调节依靠　　　　　　　　　　　　　　　　　　　　（　　）

　　A. 肾的调节　　　　　　　　　　　　　B. 呼吸道的调节

　　C. 肠道的调节　　　　　　　　　　　　D. 钾的跨细胞转移

29. 由于钾的跨细胞分布异常导致低钾血症可见于　　　　　　　　　　　（　　）

　　A. 碱中毒　　　　　　　　　　　　　　B. 剧烈运动

　　C. α-肾上腺素能受体激动剂　　　　　　D. 大剂量胰岛素

30. 钾的跨细胞分布异常导致高钾血症可见于　　　　　　　　　　　　　（　　）

　　A. 酸中毒　　　　　　　　　　　　　　B. 溶血

　　C. 洋地黄类药物　　　　　　　　　　　D. 大剂量胰岛素

【答案】

A 型题

　1. C　2. B　3. A　4. E　5. C　6. C　7. C　8. C　9. D　10. E　11. A　12. C　13. D　14. C　15. C
16. D　17. E　18. C　19. D　20. B　21. A　22. E　23. D　24. A　25. B　26. D　27. B　28. E　29. B
30. A　31. B　32. D　33. D　34. B　35. D　36. C　37. C　38. A　39. E　40. A　41. E　42. D　43. C
44. C　45. B　46. C　47. D　48. D　49. D　50. E　51. A　52. A　53. C　54. E　55. E　56. D　57. A
58. E　59. E　60. C　61. C　62. C　63. A　64. B　65. E　66. B　67. D　68. A　69. E　70. A　71. B　72. D
73. B　74. E　75. A　76. E　77. D　78. C　79. D　80. D　81. D　82. A　83. A　84. E　85. D　86. E
87. C　88. D　89. E　90. D　91. D　92. D　93. A　94. B　95. B　96. C　97. E　98. D

B 型题

　1. D　2. A　3. B　4. D　5. C　6. E　7. E　8. E　9. D　10. E　11. B　12. C　13. A　14. E　15. D
16. C　17. C　18. B　19. A　20. D　21. A　22. C　23. D　24. A　25. C　26. E　27. E　28. D　29. B
30. E　31. D　32. B　33. C　34. A

C 型题

　1. C　2. B　3. A　4. B　5. A　6. C　7. C　8. D　9. B　10. C　11. A　12. B　13. C　14. D　15. A
16. D　17. C　18. C　19. C　20. D　21. B　22. C　23. A　24. C　25. A　26. B　27. C　28. C　29. C　30. C

X 型题

　1. BCD　2. ABCD　3. ACD　4. CD　5. ACD　6. ABCD　7. BCD　8. ABCD　9. ABCD　10. ABCD
11. ABC　12. ABD　13. ABCD　14. AC　15. AD　16. ABC　17. BCD　18. ABD　19. ABCD　20. ACD
21. BCD　22. CD　23. BC　24. ABCD　25. ABCD　26. BC　27. ABCD　28. ACD　29. AD　30. ABC

二、名词解释

1. 跨细胞液

　【答案】　由上皮细胞分泌产生的、分布在一些密闭腔隙内的极少一部分细胞外液。

2. 水通道蛋白

【答案】 是一组构成水通道与水通透有关的细胞膜转运蛋白。

3. hyponatremia

【答案】 指血清 Na^+ 浓度<130mmol/L。

4. hypovolemic hyponatremia

【答案】 特点是失 Na^+ 多于失水，血清 Na^+ 浓度<130mmol/L，伴有细胞外液量减少。

5. hypervolemic hyponatremia

【答案】 特点是血清 Na^+ 浓度<130mmol/L，血浆渗透压<280mmol/L，但体钠总量正常或增多，患者有水潴留使体液量明显增多。

6. hypernatremia

【答案】 指血清钠浓度>150mmol/L。

7. hypovolemic hypernatremia

【答案】 特点是失水多于失钠，血清 Na^+ 浓度>150mmol/L，血浆渗透压>310mmol/L，细胞外液和细胞内液均减少。

8. edema

【答案】 过多的液体在组织间隙或体腔内积聚。

9. 积水

【答案】 过多的液体在体腔内积聚，即水肿发生于体腔内。

10. 心性水肿

【答案】 充血性心力衰竭引起的全身性水肿。

11. renal edema

【答案】 肾病综合征或肾炎引起的全身性水肿。

12. 肝性水肿

【答案】 肝脏疾病引起的全身性水肿。

13. recessive edema

【答案】 全身性水肿患者在出现凹陷之前已有组织液的增多，并可达原体重的10%。

14. 低钾血症

【答案】 指血清钾浓度低于3.5mmol/L。

15. 超极化阻滞

【答案】 急性低钾血症时，静息状态下细胞内液钾外流增加，使静息电位负值增大，导致静息电位与阈电位之间的距离增大，因此细胞的兴奋性降低，严重时甚至不能兴奋。

16. 高钾血症

【答案】 指血清钾浓度大于5.5mmol/L。

17. 假性高钾血症

【答案】 指测得的血清钾浓度增高而实际体内的血浆钾浓度并未增高的情况。

18. 脱水热

【答案】 严重的高渗性脱水患者，尤其是小儿，由于从皮肤蒸发的水分减少，使散热受到影响，从而导致体温升高。

三、简答题

1.无机电解质有哪些主要功能？

【答题要点】 ①维持体液渗透压和酸碱平衡；②维持细胞静息电位和参与动作电位形成；③参与新陈代谢和生理功能活动。

2.有哪些因素可刺激体内抗利尿激素分泌？

【答题要点】 细胞外液渗透压升高，以及非渗透压性刺激，即血容量减少和血压下降、精神紧张、疼痛等因素。

3.高渗性脱水和低渗性脱水对机体的最主要危害有何不同。

【答题要点】 高渗性脱水：细胞外液严重高渗→脑细胞脱水、脑体积缩小→颅骨与脑皮质之间的血管张力增大→静脉破裂、脑内出血和中枢神经系统功能障碍。

低渗性脱水：①大量细胞外液丢失；②细胞外液低渗、大量细胞外水分进入细胞内。此两点引起低血容量性休克。

4.高渗性脱水机体可通过哪些措施使细胞外液高渗有所回降？

【答题要点】 ①口渴感，增加饮水；②尿量减少，减少水分排出；③细胞内液向细胞外转移。

5.某患者高热昏迷 3 天，未进食饮水，可能发生哪些主要的水电解质紊乱？为什么？

【答题要点】 ①高渗性脱水：主要因经呼吸道和皮肤失水过多又未饮食水。②低钾血症：因未摄入钾、肾照样排钾。③低镁血症：因未摄入镁。④高钾血症：组织细胞分解代谢↑，细胞内 K^+ 释放。

6.何谓水肿？全身性水肿多见于哪些情况？

【答题要点】 过多的液体在组织间隙或体腔内积聚称为水肿。全身性水肿多见于充血性心力衰竭（心性水肿）、肾病综合征或肾炎（肾性水肿）以及肝脏疾病（肝性水肿）等。

7.引起血管内外液体交换失衡的因素有哪些？试各举一例说明。

【答题要点】 ①毛细血管流体静压↑，如充血性心力衰竭时，全身毛细血管流体静压↑；②血浆胶体渗透压↓，如肝硬化时，蛋白合成↓；③微血管通透性↑，如炎性水肿时，炎症介质使微血管通透性↑；④淋巴回流受阻，如丝虫病，可引起阻塞性淋巴性水肿。

8.球—管失衡有哪几种形式，常见于哪些病理情况？

【答题要点】 有三种形式：①GFR↓，肾小管重吸收水钠正常；②GFR 正常，肾小管重吸收钠水↑；③GFR↓，肾小管重吸收水↑。常见于充血性心力衰竭、肾病综合征、肝硬化等。

9.何谓肾小球滤过分数，它的增加为什么会引起近曲小管重吸收增加？

【答题要点】 肾小球滤过分数＝肾小球滤过率/肾血浆流量。滤过分数↑，则近端小管无蛋白滤液↑→近曲小管周围毛细血管流体静压↓、血浆胶体渗透压↑→重吸收钠水↑。

10.引起低钾血症的原因有哪些？这些原因为什么会引起低钾血症？

【答题要点】 有三类：①钾的跨细胞分布异常，因细胞外的钾进入细胞内，导致低钾血症；②钾摄入不足，摄入↓，而肾照样排 K^+；③钾丢失过多，是引起低钾血症的最常见的一类原因，可经肾、胃肠道、皮肤丢失过多。

11.给患者大量滴注葡萄糖液为什么会出现腹胀？

【答题要点】 大量滴注葡萄糖→糖原合成↑，细胞外 K^+ 进入细胞内→低钾血症；此外血液稀释→肾排 K^+↑→低钾血症。低钾血症时，因平滑肌兴奋性↓，胃肠蠕动↓，产生大量气体→腹胀。

12. 何谓假性高钾血症？常见原因有哪些？

【答题要点】 指测得的血清钾浓度增高而体内实际的血浆钾浓度并不增高的情况。常见原因①采血时溶血；②当血小板超过 10^{12}/L，形成血清时血小板释放钾；③白细胞超过 2×10^{11}/L，采血后血浆放置期间白细胞释放 K^+。

13. 为什么低钾血症时心肌兴奋性升高？

【答题要点】 血清钾↓→心肌细胞膜对 K^+ 通透性↓→电化学平衡所需电位差↓→静息电位绝对值减小→静息电位与阈电位距离缩小→兴奋性↑。

14. 为什么低钾血症和高钾血症均能引起心肌传导性降低？

【答题要点】 均引起静息膜电位与阈电位之间距离减小，以致动作电位 0 期去极化速度和幅度降低→传导性↓。

15. 高钾血症时为什么心肌自律性和收缩性会下降？

【答题要点】 高钾血症时，心肌细胞膜对 K^+ 的通透性↑→复极化 4 期 K^+ 外流↑，Na^+ 内流相对↓→自动除极化减慢而致自律性↓。

高钾血症时，细胞外液 K^+ 浓度↑，抑制了复极化 2 期时 Ca^{2+} 的内流→心肌细胞兴奋—收缩耦联障碍→收缩性↓。

16. 严重的高渗性脱水和水中毒患者均可发生中枢神经系统功能障碍，试比较其发生机制的异同。

【答题要点】 严重的高渗性脱水患者，由于脑细胞严重脱水，脑体积显著缩小，颅骨与脑皮质之间空隙增大，引起血管扩张，甚至破裂、出血，导致中枢神经系统功能障碍。水中毒时，由于水自细胞外向细胞内转移，导致脑细胞肿胀和脑组织水肿使颅内压增高，导致中枢神经系统功能障碍。

四、论述题

1. 有哪些主要激素可影响水电解质在体内代谢或分布？各有何主要作用？

【答题要点】 ①醛固酮：促进肾远曲小管和集合管对钠（水）的重吸收，增加钾排出；②抗利尿激素：促进肾远曲小管和集合管对水的重吸收；③心房肽：促进肾排水排钠。④甲状旁腺激素：升高血钙，降低血磷，促进 Mg^{2+} 重吸收；⑤甲状腺素：抑制肾小管重吸收镁；⑥胰岛素：促进细胞外钾入细胞内；⑦肾上腺素：有激活 α 和 β 两种受体的活性：α 受体激活促进 K^+ 从细胞内移出，β 受体激活促进 K^+ 从细胞外进入细胞内；⑧降钙素：促进骨钙化，抑制肾小管和肠对钙磷吸收，从而降血钙。

2. 低容量性高钠血症和低容量性低钠血症在原因、病理生理变化、临床表现和治疗上有哪些主要病理生理变化上的差别？

【答题要点】

	低容量性高钠血症 （高渗性脱水）	低容量性低钠血症 （低渗性脱水）
原因	饮水不足，失水过多	大量体液丢失后只补水
血清 Na^+	>150mmol/L	<130mmol/L

	低容量性高钠血症 （高渗性脱水）	低容量性低钠血症 （低渗性脱水）
细胞外液渗透压	>310mmol/L	<280mmol/L
主要失水部位	细胞内液	细胞外液
口渴	明显	早期:轻度、无
脱水征*	无	明显
外周循环衰竭	早期:无、轻度	早期可发生
尿量	减少	早期不减少,中晚期减少
尿钠	早期较高,严重时降低	极低
治疗	补水为主,适当补钠	补生理盐水为主

＊脱水征:皮肤弹性↓,眼窝及婴幼儿囟门下陷等特征。

3.急性低钾血症和急性重度高钾血症时均可出现肌肉无力,其发生机制有何异同?

【答题要点】

相同:骨骼肌兴奋性降低。

不同:低钾血症时出现超极化阻滞:即血清钾↓→细胞内外浓度差↑→静息电位负值增大→静息电位与阈电位差距增大→兴奋性降低。

严重高钾血症时出现除极化阻滞,即血清钾↑→细胞内外[K^+]比值↓→静息电位太小(负值小)→钠通道失活→动作电位形成障碍→兴奋性降低。

4.试述引起肾脏排出钠水障碍的主要因素及其产生机制?

【答题要点】 主要由于肾小球滤过率↓和肾小管重吸收↑,以致排钠水障碍。(1)GFR↓:①广泛肾小球病变,如急性肾小球肾炎,慢性肾小球肾炎等,前者由于内皮细胞增生肿胀,后者由于肾单位进行性破坏,均会明显引起GFR↓;②有效循环血量↓,如心衰、肾病综合征等因素引起肾血流↓,加之肾血管收缩均引起GFR↓。(2)肾小管重吸收↑:①由于心房肽分泌↓和肾小球滤过分数↑→近曲小管重吸收↑;②肾内血液重新分配→流经皮质肾单位血流↓,而流经近髓肾单位血液↑→髓袢重吸收↑;③ADS、ADH分泌↑和灭活↓→远曲小管和集合管重吸收钠水↑。

5.试述水肿的发病机制。

【答题要点】 水肿发病的基本机制是血管内外液体交换失平衡和体内外液体交换失平衡。前者包括毛细血管流体静压增高、血浆胶体渗透压降低、微血管壁通透性增加以及淋巴回流受阻,这些因素均会导致血管内液体滤出大于回收而使组织液生成过多;另一方面是体内外液体交换失平衡,包括GFR↓和近曲小管、髓袢以及远曲小管与集合管重吸收增多,导致体内钠水潴留。

6.试述钾代谢障碍对机体酸碱平衡的影响及其机制。

【答题要点】 低钾血症可引起代谢性碱中毒,同时发生反常性酸性尿。其发生机制:①细胞外液K^+浓度下降,此时细胞内液K^+移出,细胞外液H^+内移,引起细胞外液碱中毒;②肾小管上皮细胞内K^+浓度降低,H^+浓度升高,造成肾小管K^+-Na^+交换减少而H^+-Na^+交换加强,尿排K^+减少,排H^+增多,加重代谢性碱中毒,且尿液呈酸性。高钾血症可引起代谢性酸中毒,同时发生反常性碱性尿。其发生机制:①细胞外液K^+浓度升高,此时细

外 K^+ 内移, 细胞内 H^+ 外移, 引起细胞外液酸中毒; ②肾小管上皮细胞内 K^+ 浓度升高, H^+ 浓度降低, 造成肾小管 H^+-Na^+ 交换减少而 K^+-Na^+ 交换加强, 尿排 K^+ 增多, 排 H^+ 减少, 加重代谢性酸中毒, 且尿液呈碱性。

（金可可）

第四章　酸碱平衡紊乱

一、选择题

A 型题

1. 机体在分解代谢过程中产生的最多的酸性物质是 　　　　　　　　　　　　（　　　）

　　A. 碳酸 　　　　　　　　　　　　　　　　B. 乳酸

　　C. 丙酮酸 　　　　　　　　　　　　　　　D. 磷酸

　　E. 硫酸

2. 机体代谢过程中产生的挥发酸是指 　　　　　　　　　　　　　　　　　（　　　）

　　A. 乙酰乙酸 　　　　　　　　　　　　　　B. 磷酸

　　C. 乳酸 　　　　　　　　　　　　　　　　D. 碳酸

　　E. 丙酮酸

3. 血液中最重要的缓冲对是 　　　　　　　　　　　　　　　　　　　　　（　　　）

　　A. HCO_3^-/H_2CO_3 　　　　　　　　　　B. Pr^-/HPr

　　C. $HPO_4^{2-}/H_2PO_4^-$ 　　　　　　　　D. Hb^-/HHb

　　E. $HbO_2^-/HHbO_2$

4. 对挥发酸进行缓冲的主要缓冲对是 　　　　　　　　　　　　　　　　　（　　　）

　　A. 碳酸氢盐缓冲对 　　　　　　　　　　　B. 磷酸盐缓冲对

　　C. 有机酸盐缓冲对 　　　　　　　　　　　D. 血红蛋白缓冲对

　　E. 蛋白质缓冲对

5. 从动脉抽取血样后如不与大气隔绝,下列哪项指标将会受到影响 　　　　（　　　）

　　A. SB 　　　　　　　　　　　　　　　　　B. AB

　　C. BE 　　　　　　　　　　　　　　　　　D. BB

　　E. AG

6. 判断酸碱平衡紊乱是否为代偿性的主要指标是 　　　　　　　　　　　　（　　　）

　　A. 标准碳酸氢盐 　　　　　　　　　　　　B. 实际碳酸氢盐

　　C. pH 　　　　　　　　　　　　　　　　　D. 动脉血二氧化碳分压

　　E. 碱剩余

7. 直接接受机体呼吸功能影响的指标是 　　　　　　　　　　　　　　　　（　　　）

　　A. pH 　　　　　　　　　　　　　　　　　B. SB

　　C. AB 　　　　　　　　　　　　　　　　　D. $PaCO_2$

E. BB

8. 直接反映血浆 $[HCO_3^-]$ 的指标是 （ ）

    A. pH   B. AB

    C. PaCO₂   D. BB

    E. BE

9. 能直接反映血液中一切具有缓冲作用的负离子碱的总和的指标是 （ ）

    A. PaCO₂   B. AB

    C. SB   D. BB

    E. BE

10. 血浆 $[HCO_3^-]$ 原发性减少可见于 （ ）

    A. 代谢性酸中毒   B. 代谢性碱中毒

    C. 呼吸性酸中毒   D. 呼吸性碱中毒

    E. 呼吸性碱中毒合并代谢性碱中毒

11. 血浆 $[HCO_3^-]$ 代偿性增高可见于 （ ）

    A. 代谢性酸中毒   B. 代谢性碱中毒

    C. 慢性呼吸性酸中毒   D. 慢性呼吸性碱中毒

    E. 呼吸性碱中毒合并代谢性碱中毒

12. 代谢性酸中毒时肾的主要代偿方式是 （ ）

    A. 泌 H^+、泌 NH_4^+ 减少,重吸收 HCO_3^- 减少

    B. 泌 H^+、泌 NH_4^+ 增加,重吸收 HCO_3^- 增加

    C. 泌 H^+、泌 NH_4^+ 增加,重吸收 HCO_3^- 减少

    D. 泌 H^+、泌 NH_4^+ 减少,重吸收 HCO_3^- 增加

    E. 泌 H^+、泌 NH_4^+ 不变,重吸收 HCO_3^- 增加

13. 下列哪项**不是**代谢性酸中毒时的变化 （ ）

    A. AG 增大或正常   B. 血钾浓度升高

    C. BE 负值减小   D. AB 降低

    E. PaCO₂ 降低

14. 下述哪项原因可引起 AG 正常型代谢性酸中毒 （ ）

    A. 糖尿病   B. 休克

    C. 轻度肾功能衰竭   D. 严重饥饿

    E. 水杨酸类药物中毒

15. 下述哪项原因可引起 AG 增高型代谢性酸中毒 （ ）

    A. 服用含氯酸性药物过多   B. 酮症酸中毒

    C. 应用碳酸酐酶抑制剂   D. 腹泻

    E. 肾小管性酸中毒

16. 轻度或中度肾功能衰竭引起代谢性酸中毒的主要发病环节是 （ ）

    A. 肾小球滤过率明显减少   B. 肾小管泌 NH₃ 能力增强

    C. 肾小管泌 H^+ 减少   D. 碳酸酐酶活性增加

    E. 重吸收 HCO_3^- 增加

17. 严重肾功能衰竭可引起 AG 增高型代谢性酸中毒,其主要发病环节是 （ ）

A. 肾小管泌 NH_3 增加　　　　　　B. 肾小管泌 H^+ 增加

C. 固定酸排泄减少　　　　　　　　D. 碳酸酐酶活性增加

E. 重吸收 HCO_3^- 增加

18. 下列哪项因素**不易**引起 AG 增高型代谢性酸中毒　　　　　　（　　）

A. 乳酸酸中毒　　　　　　　　　　B. 酮症酸中毒

C. 肾小管性酸中毒　　　　　　　　D. 尿毒症

E. 水杨酸中毒

19. 代谢性酸中毒时中枢神经系统功能受抑制与下列哪项因素有关　　（　　）

A. 脑内 5-羟色胺减少　　　　　　　B. 脑内 γ-氨基丁酸生成增多

C. 脑内多巴胺增多　　　　　　　　D. 脑内乙酰胆碱增多

E. 脑内谷氨酰胺减少

20. 治疗代谢性酸中毒的首选药物是　　　　　　　　　　　　　　（　　）

A. 碳酸氢钠　　　　　　　　　　　B. 乳酸钠

C. 三羟甲基氨基甲烷（THAM）　　　D. 柠檬酸钠

E. 葡萄糖酸钠

21. 血浆 $[H_2CO_3]$ 原发性升高可见于　　　　　　　　　　　　　（　　）

A. 代谢性酸中毒　　　　　　　　　B. 代谢性碱中毒

C. 呼吸性酸中毒　　　　　　　　　D. 呼吸性碱中毒

E. 呼吸性碱中毒合并代谢性碱中毒

22. 血浆 $[H_2CO_3]$ 代偿性降低可见于　　　　　　　　　　　　　（　　）

A. 代谢性酸中毒　　　　　　　　　B. 代谢性碱中毒

C. 呼吸性酸中毒　　　　　　　　　D. 呼吸性碱中毒

E. 呼吸性碱中毒合并代谢性碱中毒

23. 某患者血液化验结果：AB 为 10mmol/L，SB 为 11mmol/L，说明有　（　　）

A. 代谢性酸中毒　　　　　　　　　B. 代谢性碱中毒

C. 急性呼吸性酸中毒　　　　　　　D. 急性呼吸性碱中毒

E. 以上都不是

24. 急性呼吸性酸中毒时，下述哪项**不能**发挥代偿作用　　　　　（　　）

A. 碳酸盐缓冲系统　　　　　　　　B. 血红蛋白缓冲系统

C. 细胞内、外离子交换　　　　　　D. 肾

E. 血浆蛋白缓冲系统

25. 慢性呼吸性酸中毒时，机体的主要代偿方式是　　　　　　　　（　　）

A. 血浆缓冲系统　　　　　　　　　B. 增加肺泡通气量

C. 细胞内、外离子交换　　　　　　D. 血红蛋白缓冲系统

E. 肾小管泌 H^+ 增加，重吸收 HCO_3^- 增加

26. 急性呼吸性酸中毒对机体主要的影响是　　　　　　　　　　　（　　）

A. 心肌收缩性减弱　　　　　　　　B. 高钾引起心律失常

C. 肺性脑病　　　　　　　　　　　D. 功能性肾衰

E. 缺氧

27. 失代偿性呼吸性酸中毒时**不易**出现下列哪项变化 (A)

    A. 高钾血症   B. 心律失常

    C. 心收缩力减弱   D. 脑血管收缩

    E. 外周血管扩张

28. 纠正呼吸性酸中毒的最根本措施是 (A)

    A. 吸氧   B. 改善肺泡通气功能

    C. 给予 $NaHCO_3$ D. 抗感染

    E. 给予乳酸钠

29. 下列哪项因素**不会**引起代谢性碱中毒 (A)

    A. 剧烈呕吐   B. 应用利尿剂速尿

    C. 醛固酮增多   D. 应用碳酸酐酶抑制剂

    E. 大量输入库存血液

30. 下列哪项**不是**维持代谢性碱中毒的因素 ( )

    A. 严重腹泻   B. 有效循环血量不足

    C. 低氯   D. 低钾血症

    E. 醛固酮增多

31. 应用速尿引起代谢性碱中毒时,机体不能进行的代偿方式是 ( )

    A. 肾代偿   B. 肺代偿

    C. 骨代偿   D. 血液代偿

    E. 细胞代偿

32. 使用利尿剂的过程中较易出现的酸碱平衡紊乱类型是 ( )

    A. 代谢性酸中毒   B. 代谢性碱中毒

    C. 呼吸性酸中毒   D. 呼吸性碱中毒

    E. 呼吸性酸中毒合并代谢性酸中毒

33. 代谢性碱中毒时机体的代偿方式是 ( )

    A. 肺泡通气量增加   B. 细胞外 H^+ 移入细胞内

    C. 细胞内 K^+ 外移   D. 肾小管重吸收 HCO_3^- 增加

    E. 肾小管泌 H^+、泌 NH_4^+ 减少

34. 反常性酸性尿可见于 ( )

    A. 代谢性酸中毒   B. 呼吸性酸中毒

    C. 缺钾性碱中毒   D. 呼吸性碱中毒

    E. 乳酸酸中毒

35. 代谢性碱中毒出现手足搐搦的主要原因是 ( )

    A. 血钠降低   B. 血钾降低

    C. 血镁降低   D. 血钙降低

    E. 血磷降低

36. 严重代谢性碱中毒时可出现 ( )

    A. 中枢神经系统功能抑制   B. 呼吸加深加快

    C. 神经肌肉应激性增高   D. 血钾浓度升高

    E. 血红蛋白氧离曲线右移

37. 代谢性碱中毒时各种酶活性的变化,下列哪项是正确的　　　　　　　　（　　）

    A. 肾内碳酸酐酶活性增高　　　　　　　　B. 肾内谷氨酰胺酶活性增高

    C. 脑内谷氨酸脱羧酶活性增高　　　　　　D. 脑内 γ-氨基丁酸转氨酶活性增高

    E. 生物氧化酶类活性增高

38. 代谢性碱中毒时**不会**出现下列哪项变化　　　　　　　　　　　　　（　　）

    A. 低钾血症　　　　　　　　　　　　　　B. 脑内 γ-氨基丁酸含量减少

    C. 神经肌肉应激性增高　　　　　　　　　D. 氧离曲线右移

    E. 血浆游离钙降低

39. 下列哪种情况可以引起呼吸性碱中毒　　　　　　　　　　　　　　　（　　）

    A. 低氧血症　　　　　　　　　　　　　　B. 低钾血症

    C. 低钠血症　　　　　　　　　　　　　　D. 低钙血症

    E. 低氯血症

40. 慢性呼吸性碱中毒时机体的主要代偿方式是　　　　　　　　　　　　（　　）

    A. 分解代谢加强,生成 CO_2 增多　　　　B. 肺泡通气量降低

    C. H^+ 向细胞内转移　　　　　　　　　　D. 血浆钙离子向细胞内转移

    E. 肾小管泌 H^+、重吸收 HCO_3^- 减少

41. 在混合型酸碱平衡紊乱中**不可能**出现的类型是　　　　　　　　　　（　　）

    A. 呼吸性酸中毒合并代谢性酸中毒　　　　B. 呼吸性碱中毒合并代谢性碱中毒

    C. 呼吸性酸中毒合并代谢性碱中毒　　　　D. 呼吸性酸中毒合并呼吸性碱中毒

    E. 代谢性酸中毒合并代谢性碱中毒

42. 严重低钾血症累及心肌和呼吸肌时会发生　　　　　　　　　　　　　（　　）

    A. 代谢性酸中毒合并代谢性碱中毒　　　　B. 呼吸性酸中毒合并代谢性碱中毒

    C. 呼吸性酸中毒合并代谢性酸中毒　　　　D. 呼吸性碱中毒合并代谢性碱中毒

    E. 呼吸性碱中毒合并代谢性酸中毒

43. 癫病发作患者发生严重呕吐时会发生　　　　　　　　　　　　　　　（　　）

    A. 呼吸性酸中毒合并代谢性酸中毒　　　　B. 呼吸性碱中毒合并代谢性碱中毒

    C. 呼吸性酸中毒合并代谢性碱中毒　　　　D. 呼吸性碱中毒合并代谢性酸中毒

    E. 代谢性酸中毒合并代谢性碱中毒

44. 急性胃肠炎出现呕吐加腹泻时会发生　　　　　　　　　　　　　　　（　　）

    A. 代谢性酸中毒合并代谢性碱中毒　　　　B. 呼吸性酸中毒合并代谢性酸中毒

    C. 呼吸性酸中毒合并代谢性碱中毒　　　　D. 呼吸性碱中毒合并代谢性酸中毒

    E. 呼吸性碱中毒合并代谢性碱中毒

45. 当化验显示 $PaCO_2$ 升高,血浆 $[HCO_3^-]$ 减少时,最可能的酸碱平衡紊乱类型是　（　　）

    A. 代谢性酸中毒　　　　　　　　　　　　B. 代谢性碱中毒

    C. 呼吸性酸中毒　　　　　　　　　　　　D. 呼吸性碱中毒

    E. 呼吸性酸中毒合并代谢性酸中毒

46. 当患者动脉血 pH7.32,SB 18mmol/L,$PaCO_2$ 4.53kPa(34mmHg)时,其酸碱平衡紊乱的

    类型是　　　　　　　　　　　　　　　　　　　　　　　　　　　　（　　）

    A. 代谢性酸中毒　　　　　　　　　　　　B. 代谢性碱中毒

    C. 呼吸性酸中毒　　　　　　　　　　　　D. 呼吸性碱中毒

　　E.呼吸性酸中毒合并代谢性酸中毒

47.某患者血 PH 7.25,$PaCO_2$ 29.33kPa(70mmHg),$[HCO_3^-]$ 34mmol/L,其酸碱平衡紊乱
　　的类型可能是　　　　　　　　　　　　　　　　　　　　　　　　　　　　（　　）
　　A.代谢性酸中毒　　　　　　　　　　　　B.呼吸性酸中毒
　　C.代谢性碱中毒　　　　　　　　　　　　D.呼吸性碱中毒
　　E.呼吸性酸中毒合并代谢性酸中毒

48.某患者血 pH 7.49,$PaCO_2$ 6.67kPa(50mmHg),$[HCO_3^-]$ 37mmol/L,其酸碱平衡紊乱的
　　类型可能是　　　　　　　　　　　　　　　　　　　　　　　　　　　　　（　　）
　　A.代谢性酸中毒　　　　　　　　　　　　B.呼吸性酸中毒
　　C.代谢性碱中毒　　　　　　　　　　　　D.呼吸性碱中毒
　　E.呼吸性碱中毒合并代谢性碱中毒

49.某患者血 pH 7.48,$PaCO_2$ 3.87kPa(29mmHg),$[HCO_3^-]$ 20mmol/L,其酸碱平衡紊乱的
　　类型可能是　　　　　　　　　　　　　　　　　　　　　　　　　　　　　（　　）
　　A.代谢性酸中毒　　　　　　　　　　　　B.呼吸性酸中毒
　　C.代谢性碱中毒　　　　　　　　　　　　D.呼吸性碱中毒
　　E.呼吸性碱中毒合并代谢性碱中毒

50.某慢性肾功能不全患者,因上腹部不适、呕吐而急诊入院,血气分析及电解质测定结果如
　　下:PH 7.40,$PaCO_2$ 5.9kPa(44mmHg),$[HCO_3^-]$ 26mmol/L,血$[Na^+]$ 142 mmol/L,血
　　$[Cl^-]$96mmol/L,该患者可诊断为　　　　　　　　　　　　　　　　　　　（　　）
　　A.AG 增高型代谢性酸中毒
　　B.AG 增高型代谢性酸中毒合并代谢性碱中毒
　　C.AG 正常型代谢性酸中毒
　　D.AG 正常型代谢性酸中毒合并代谢性碱中毒
　　E.以上都不是

B 型题

　　A.缓冲能力强,但易影响血 K^+ 浓度　　　　B.缓冲作用慢,但最持久有效
　　C.缓冲作用最迅速,但不易持久　　　　　　D.缓冲作用发挥迅速,但只调节血$[H_2CO_3]$
　　E.缓冲能力强,但只能缓冲固定酸

1.血液缓冲系统　　　　　　　　　　　　　　　　　　　　　　　　　　　　（　　）
2.碳酸氢盐缓冲系统　　　　　　　　　　　　　　　　　　　　　　　　　　（　　）
3.肺的调节　　　　　　　　　　　　　　　　　　　　　　　　　　　　　　（　　）
4.细胞内、外离子交换　　　　　　　　　　　　　　　　　　　　　　　　　（　　）
5.肾的调节　　　　　　　　　　　　　　　　　　　　　　　　　　　　　　（　　）

　　A.AG 增高型代谢性酸中毒　　　　　　　　B.AG 正常型代谢性酸中毒
　　C.代谢性碱中毒　　　　　　　　　　　　　D.呼吸性酸中毒
　　E.呼吸性碱中毒

6.革兰阴性杆菌败血症时易发生　　　　　　　　　　　　　　　　　　　　　（　　）
7.应用利尿剂速尿时易发生　　　　　　　　　　　　　　　　　　　　　　　（　　）
8.呼吸衰竭时易发生　　　　　　　　　　　　　　　　　　　　　　　　　　（　　）

9. 急性水杨酸中毒时易发生 （　）
10. 肾小管性酸中毒时易发生 （　）

    A. 呼吸性酸中毒合并代谢性酸中毒   B. 呼吸性酸中毒合并代谢性碱中毒

    C. 呼吸性碱中毒合并代谢性酸中毒   D. 呼吸性碱中毒合并代谢性碱中毒

    E. 代谢性酸中毒合并代谢性碱中毒

11. 糖尿病患者发生剧烈呕吐时 （　）
12. 肾功能衰竭患者伴有发热时 （　）
13. 慢性肺源性心脏病患者发生严重呕吐 （　）
14. 慢性阻塞性肺疾患患者并发心力衰竭时 （　）
15. 血氨升高的慢性肝功能衰竭患者应用利尿剂不当 （　）

C 型题

    A. AG 增高型代谢性酸中毒   B. AG 正常型代谢性酸中毒

    C. 两者均可   D. 两者均否

1. 缺氧时会发生 （　）
2. 肾功能不全时会发生 （　）
3. 呕吐时会发生 （　）
4. 腹泻时会发生 （　）

    A. 盐水反应性碱中毒   B. 盐水抵抗性碱中毒

    C. 两者均是   D. 两者均否

5. 呕吐引起 （　）
6. 应用利尿剂引起 （　）
7. 严重低钾血症引起 （　）
8. 原发性醛固酮增多症引起 （　）

    A. 呼吸加深加快   B. 肾脏重吸收 HCO_3^- 增多

    C. 两者均有   D. 两者均无

9. 代谢性酸中毒时 （　）
10. 代谢性碱中毒时 （　）
11. 慢性呼吸性酸中毒时 （　）

X 型题

1. 血液中主要包括下列哪几组缓冲对 （　）

    A. $NaHCO_3/H_2CO_3$ B. Na_2HPO_4/NaH_2PO_4

    C. Pr/HPr D. $KHbO_2/HHbO_2$

2. 关于肾脏调节酸碱平衡的作用，下列哪些是正确的？ （　）

    A. 能排泄固定酸   B. 能排酸或保碱

    C. 能重吸收 $NaHCO_3$ D. 作用慢、持续时间久

3. AB＞SB 可见于 （　）

    A. 代偿后代谢性酸中毒   B. 代偿后代谢性碱中毒

    C. 呼吸性碱中毒   D. 呼吸性酸中毒

4. BE 正值增大可见于　　　　　　　　　　　　　　　　　　　（　　）

    A. 代谢性酸中毒　　　　　　　　　　　B. 代谢性碱中毒

    C. 代偿后呼吸性酸中毒　　　　　　　　D. 代偿后呼吸性碱中毒

5. BE 负值增大可见于　　　　　　　　　　　　　　　　　　　（　　）

    A. 代谢性酸中毒　　　　　　　　　　　B. 代谢性碱中毒

    C. 代偿后呼吸性酸中毒　　　　　　　　D. 代偿后呼吸性碱中毒

6. 酸碱平衡的调节依赖于　　　　　　　　　　　　　　　　　　（　　）

    A. 血液缓冲系统　　　　　　　　　　　B. 细胞内外离子交换

    C. 肺的调节　　　　　　　　　　　　　D. 肾的调节

7. 代谢性酸中毒时可出现　　　　　　　　　　　　　　　　　　（　　）

    A. BB 降低　　　　　　　　　　　　　B. SB、AB 降低

    C. BE 负值增大　　　　　　　　　　　D. $PaCO_2$ 代偿性增高

8. 下列哪些因素可引起 AG 增高型代谢性酸中毒　　　　　　　（　　）

    A. 肾小管性酸中毒　　　　　　　　　　B. 大量服用盐酸精氨酸

    C. 水杨酸中毒　　　　　　　　　　　　D. 酮症酸中毒

9. 下列哪些因素会引起 AG 正常型代谢性酸中毒　　　　　　　（　　）

    A. 水杨酸中毒　　　　　　　　　　　　B. 大量服用盐酸精氨酸

    C. 服用碳酸酐酶抑制剂　　　　　　　　D. 肾小管性酸中毒

10. 肾功能衰竭引起酸中毒是由于　　　　　　　　　　　　　　（　　）

    A. 肾小管泌氢障碍　　　　　　　　　　B. 肾小管泌氨障碍

    C. 磷酸盐和硫酸盐排出障碍　　　　　　D. $NaHCO_3$ 重吸收障碍

11. 代谢性酸中毒时发生中枢神经系统抑制的机制包括　　　　　（　　）

    A. 脑内 γ-氨基丁酸生成增多　　　　　B. 脑内 ATP 生成减少

    C. 脑血管收缩　　　　　　　　　　　　D. 脑脊液压力增高

12. 能排除呼吸性因素影响反映酸碱平衡纯代谢性因素的指标有　（　　）

    A. SB　　　　　　　　　　　　　　　B. AB

    C. BB　　　　　　　　　　　　　　　D. BE

13. 急性呼吸性酸中毒时机体的代偿调节方式包括　　　　　　　（　　）

    A. 细胞内外离子交换　　　　　　　　　B. 细胞内缓冲

    C. 肺的调节　　　　　　　　　　　　　D. 肾的调节

14. 呼吸性酸中毒时可发生　　　　　　　　　　　　　　　　　（　　）

    A. AB＞SB　　　　　　　　　　　　　B. $PaCO_2$ 增高

    C. BB 增高　　　　　　　　　　　　　D. BE 正值增大

15. 呼吸性酸中毒对机体的影响表现为　　　　　　　　　　　　（　　）

    A. 心律失常　　　　　　　　　　　　　B. 外周血管扩张

    C. 手足搐搦　　　　　　　　　　　　　D. 中枢神经系统功能障碍

16. 代谢性碱中毒时　　　　　　　　　　　　　　　　　　　　（　　）

    A. $PaCO_2$ 降低　　　　　　　　　　　B. SB、AB 增高

    C. BE 负值增大　　　　　　　　　　　D. BB 增高

17. 下列哪些因素可引起代谢性碱中毒 （ ）
    A. 大量应用利尿剂　　　　　　　　　B. 给予碳酸酐酶抑制剂
    C. 醛固酮分泌增加　　　　　　　　　D. 大量输入库存血

18. 下列哪些因素是代谢性碱中毒的主要维持因素 （ ）
    A. 有效循环血量减少　　　　　　　　B. 低氯血症
    C. 低钾血症　　　　　　　　　　　　D. 醛固酮增多症

19. 哪些原因引起的代谢性碱中毒用生理盐水治疗有效？ （ ）
    A. 胃液丢失　　　　　　　　　　　　B. 机体严重缺钾
    C. 应用利尿剂　　　　　　　　　　　D. 醛固酮增多

20. 呼吸性碱中毒时可发生 （ ）
    A. AB<SB　　　　　　　　　　　　　B. $PaCO_2$ 增高
    C. BB 降低　　　　　　　　　　　　D. BE 负值增大

21. 呼吸性碱中毒可导致 （ ）
    A. 低钾血症　　　　　　　　　　　　B. 氧离曲线右移
    C. 脑血管扩张　　　　　　　　　　　D. 神经肌肉应激性增高

22. 反常性碱性尿可见于 （ ）
    A. 肾小管性酸中毒　　　　　　　　　B. 碳酸酐酶抑制剂使用过多
    C. 严重腹泻　　　　　　　　　　　　D. 高钾血症

23. 心肌收缩性减弱可见于 （ ）
    A. 代谢性酸中毒　　　　　　　　　　B. 代谢性碱中毒
    C. 呼吸性酸中毒　　　　　　　　　　D. 呼吸性碱中毒

24. 神经肌肉应激性增高可见于 （ ）
    A. 代谢性酸中毒　　　　　　　　　　B. 代谢性碱中毒
    C. 呼吸性酸中毒　　　　　　　　　　D. 呼吸性碱中毒

25. 中枢神经系统功能障碍可见于 （ ）
    A. 代谢性酸中毒　　　　　　　　　　B. 呼吸性酸中毒
    C. 代谢性碱中毒　　　　　　　　　　D. 呼吸性碱中毒

26. 呼吸性酸中毒合并代谢性酸中毒可见于 （ ）
    A. 心搏及呼吸骤停
    B. 慢性肺源性心脏病患者使用利尿剂不当
    C. 慢性肺源性心脏病患者发生严重呕吐
    D. 慢性阻塞性肺疾患并发心力衰竭

27. 呼吸性碱中毒合并代谢性碱中毒可见于 （ ）
    A. 慢性肝功能衰竭应用利尿剂不当　　B. 败血症患者应用利尿剂不当
    C. 糖尿病患者伴有发热　　　　　　　D. 糖尿病患者伴发剧烈呕吐

28. 呼吸性碱中毒合并代谢性酸中毒可见于 （ ）
    A. 慢性肝功能衰竭并发肾功能衰竭　　B. 肾功能衰竭伴有发热
    C. 糖尿病患者伴有发热　　　　　　　D. 肾功能衰竭发生剧烈呕吐

29. 代谢性酸中毒合并代谢性碱中毒可见于 （ ）
    A. 肾功能衰竭患者伴有剧烈呕吐　　　B. 慢性阻塞性肺疾患并发心力衰竭

C.慢性肺源性心脏病患者发生严重呕吐　　　D.糖尿病患者伴有剧烈呕吐

30.三重性混合型酸碱平衡紊乱有下列哪些类型　　　　　　　　　（　　）

A.呼吸性酸中毒合并呼吸性碱中毒和代谢性酸中毒

B.呼吸性酸中毒合并代谢性碱中毒和代谢性酸中毒

C.呼吸性碱中毒合并代谢性碱中毒和代谢性酸中毒

D.呼吸性碱中毒合并呼吸性酸中毒和代谢性碱中毒

【答案】

A 型题

1.A　2.D　3.A　4.D　5.B　6.C　7.D　8.B　9.D　10.A　11.C　12.B　13.C　14.C　15.B
16.C　17.C　18.C　19.B　20.A　21.C　22.A　23.A　24.D　25.E　26.C　27.D　28.B　29.D
30.A　31.A　32.B　33.E　34.C　35.D　36.C　37.D　38.E　39.A　40.E　41.C　42.C　43.B
44.A　45.E　46.A　47.B　48.C　49.D　50.B

B 型题

1.C　2.E　3.D　4.A　5.B　6.E　7.C　8.D　9.A　10.B　11.E　12.C　13.B　14.A　15.D

C 型题

1.A　2.C　3.D　4.B　5.A　6.A　7.B　8.B　9.C　10.D　11.B

X 型题

1.ABCD　2.ABCD　3.BD　4.BC　5.AD　6.ABCD　7.ABC　8.CD　9.BCD　10.ABCD　11.AB
12.ACD　13.AB　14.ABCD　15.ABD　16.BD　17.ACD　18.ABCD　19.AC　20.ACD　21.AD　22.
ABD　23.AC　24.BD　25.ABCD　26.AD　27.AB　28.ABC　29.AD　30.BC

二、名词解释

1.挥发酸

【答案】　碳酸可释放出 H^+，也可以形成气体 CO_2，从肺排出体外，所以称之为挥发酸。

2.metabolic acidosis

【答案】　代谢性酸中毒。指细胞外液 H^+ 增加和（或）HCO_3^- 丢失而引起的以血浆 HCO_3^- 减少、pH 降低为特征的酸碱平衡紊乱。

3.metabolic alkalosis

【答案】　代谢性碱中毒。指细胞外液碱增多或 H^+ 丢失而引起的以血浆 HCO_3^- 增多、pH 呈上升趋势的酸碱平衡紊乱。

4.AG 增高型代谢性酸中毒

【答案】　指除了含氯以外的任何固定酸的血浆浓度增大时的代谢性酸中毒。

5.盐水抵抗性碱中毒

【答案】　常见于全身性水肿.原发性醛固醇增多症,严重低血钾及 Cushing 综合征等,维持因素是盐皮质激素的直接作用和低 K^+,这种碱中毒患者单纯给予盐水没有治疗效果。

6.respiratory acidosis

【答案】　即呼吸性酸中毒,指 CO_2 排出障碍或吸入过多引起的以血浆碳酸浓度升高、pH 呈降低趋势为特征的酸碱平衡紊乱类型。

7. standard bicarbonate，SB

【答案】　即标准碳酸氢盐，是指全血在标准条件下，即 $PaCO_2$ 为 40mmHg，温度 38℃，血红蛋白氧饱和度为 100% 测得的血浆中 HCO_3^- 量。正常范围是 22～27mmol/L，平均为 24mmol/L。

8. base excess，BE

【答案】　即碱剩余，指标准条件下，用酸或碱滴定全血标本至 pH7.40 时所需的酸或碱的量（mmol/L）。

9. anion gap，AG

【答案】　即阴离子间隙，指血浆中未测定的阴离子与未测定的阳离子的差值。

10. buffer base，BB

【答案】　即缓冲碱，指血液中一切具有缓冲作用的负离子碱的总和。

三、简答题

1. 简述碳酸氢盐缓冲系统在调节酸碱平衡时的特点。

【答题要点】　①可以缓冲所有的固定酸，不能缓冲挥发酸；②缓冲能力强，是细胞外液含量最高的缓冲系统，含量占缓冲总量的 1/2 以上；该系统可以进行开放性调节，碳酸能和体液中溶解的 CO_2 取得平衡而受呼吸的调节；③缓冲潜力大，能通过肺和肾对 H_2CO_3 和 HCO_3^- 的调节使缓冲物质易于补充和排出。

2. 简述肾在酸碱平衡中调节的作用。

【答题要点】　肾脏主要调节固定酸，以排酸或保碱的形式维持 HCO_3^- 的浓度。其基本作用机制是：①近端小管泌 H^+ 和对 $NaHCO_3$ 重吸收入血；②远曲小管及集合管泌 H^+ 和对 $NaHCO_3$ 重吸收；③NH_4^+ 的排出。

3. 简述代谢性酸中毒时机体的代偿调节。

【答题要点】　①血液的缓冲作用：血浆中增多的氢离子可被血浆缓冲系统的缓冲碱所缓冲，导致 HCO_3^- 及其他缓冲碱减少；②肺的调节：血浆氢离子浓度增高或 pH 降低，可刺激外周化学感受器反射性兴奋呼吸中枢，呼吸加深加快，肺通气量明显增加，CO_2 排出增多，$PaCO_2$ 代偿性降低；③细胞内外离子交换和细胞内缓冲：H^+ 进入细胞内被细胞内缓冲系统缓冲，而细胞内钾离子向细胞外转移，引起高血钾；④肾的调节：加强泌 H^+、NH_4^+ 及回收 HCO_3^-，使 HCO_3^- 在细胞外液的浓度有所恢复。

4. 简述代谢性酸中毒对心血管的影响。

【答题要点】　①室性心律失常；②心肌收缩力降低；③血管系统对儿茶酚胺的反应性降低。

5. 碱中毒患者可出现手足抽搐，简述其发生机制。

【答题要点】　碱中毒时，因血 pH 值升高，使血浆游离钙减少，即使血钙总量不变，但只要血浆 Ca^{2+} 浓度下降，神经肌肉的应激性就会增高，表现为腱反射亢进、面部和肢体肌肉抽动、手足抽搐。

6. 简述代谢性碱中毒对机体的影响。

【答题要点】　①中枢神经系统功能改变，表现为烦躁不安、精神错乱、谵妄、意识障碍等；②对神经肌肉影响，由于神经肌肉的应激性增高，表现为腱反射亢进、面部和肢体肌肉抽动、手足抽搐；③产生低钾血症；④血红蛋白氧离曲线左移。

7. 某患者的血气检测结果为 pH 正常, AB 升高, $PaCO_2$ 升高, 该患者可能存在哪些酸碱平衡紊乱?

【答题要点】 ①如 AB 升高为原发性变化, $PaCO_2$ 升高为继发性变化, 则为代偿性代谢性碱中毒。②如 $PaCO_2$ 升高为原发性变化, AB 升高为继发性变化, 则为代偿性呼吸性酸中毒。③如两者均为原发性变化, 则为呼吸性酸中毒合并代谢性碱中毒。

8. 何为盐水抵抗性碱中毒和盐水反应性碱中毒? 并各举两例说明。

【答题要点】 盐水反应性碱中毒:主要见于呕吐、胃液引流等由于伴随细胞外液减少, 有效循环血量不足, 也常有低钾和低氯存在, 而影响肾排出 HCO_3^- 能力, 使碱中毒得以维持, 给予等张或半张的盐水来扩充细胞外液, 补充氯离子能促进过多的 HCO_3^- 经肾排出使碱中毒得到纠正。盐水抵抗性碱中毒:常见于全身性水肿, 原发性醛固酮增多症, 严重低血钾及 Cushing 综合征等, 维持因素是盐皮质激素的直接作用和低 K^+, 这种碱中毒患者给予盐水没有治疗效果。

9. 反常性酸性尿的发生机制是什么?

【答题要点】 一般来说, 酸中毒患者尿液呈酸性, 碱中毒患者尿液呈碱性, 如果碱中毒时排出酸性尿就称为反常性酸性尿。缺钾、缺氯和醛固酮分泌增多所导致的代谢性碱中毒时, 因为肾小管上皮细胞泌氢增多, 故尿液呈酸性。

10. 反常性碱性尿的发生机制是什么?

【答题要点】 酸中毒时尿液一般呈酸性, 但在高血钾引起的代谢性酸中毒(亦见于肾小管性酸中毒)时, 远曲小管上皮 Na^+-K^+ 交换增强, 导致肾泌 H^+ 减少, 尿液呈碱性, 故称之为反常性碱性尿。

11. 正常情况机体可通过哪些方式来维持对酸碱平衡的调节?

【答题要点】 ①血液的缓冲作用:挥发酸主要靠非碳酸氢盐缓冲系统, 特别是血红蛋白及氧和血红蛋白缓冲;固定酸和碱主要被碳酸氢盐缓冲系统缓冲;②肺在酸碱平衡中的调节作用:通过改变二氧化碳的排出量调节血浆碳酸的浓度;③组织细胞在酸碱平衡中的调节作用:通过离子交换进行缓冲;④肾在酸碱平衡中的调节作用:肾脏主要调节固定酸, 以排酸或保碱的形式维持 HCO_3^- 的浓度。

12. 试述代谢性酸中毒和急性呼吸性酸中毒的常见检测指标(pH、$PaCO_2$、SB、BB)的变化。

【答题要点】

	pH	$PaCO_2$	AB	SB	BB
代谢性酸中毒	↓/→	↓	↓	↓	↓
急性呼吸性酸中毒	↓/→	↑	↑	↑	↑

13. 简述反映血浆 H_2CO_3 含量的指标其正常范围及其临床意义。

【答题要点】 反映血浆 H_2CO_3 浓度的指标是 $PaCO_2$, 其正常范 4.39~6.25kPa(33~46mmHg), 平均为 5.32kPa(40mmHg)。$PaCO_2$ 原发性升高, 表示有 CO_2 潴留, 见于呼吸性酸中毒或代偿后代谢性碱中毒;$PaCO_2$ 原发性降低, 表示肺通气过度, 见于呼吸性碱中毒或代偿后代谢性酸中毒。

14. 简述代谢性碱中毒时机体的代偿调节。

【答题要点】 ①血液的缓冲作用:血浆中增多的 OH^- 可被血浆缓冲系统的弱酸所缓冲, 导致 HCO_3^- 及非 HCO_3^- 升高;②肺的调节:血浆氢离子浓度降低, 可抑制呼吸中枢, 呼吸变浅变慢，肺通气量明显减少，CO_2 排出减少，$PaCO_2$ 代偿性升高；③细胞内外离子交换：细胞内氢离子逸出，而细胞外钾离子向细胞内转移，引起低血钾；④肾的调节：泌 H^+、泌 NH_4^+ 及回收 HCO_3^- 减少，使 HCO_3^- 在细胞外液的浓度有所下降。

15. 试述代谢性酸中毒降低心肌收缩力的机制。

【答题要点】 ①H^+ 增多可竞争性抑制 Ca^{2+} 与心肌肌钙蛋白亚单位结合，从而抑制心肌的兴奋—收缩耦联，降低心肌收缩，使心输出量减少；②H^+ 影响 Ca^{2+} 内流；③H^+ 影响心肌细胞肌浆网释放 Ca^{2+}。

四、论述题

1. 试比较代谢性酸中毒与代谢性碱中毒时中枢神经系统功能障碍的表现及发生机制的异同。

【答题要点】 代谢性酸中毒时引起中枢神经系统功能抑制，出现意识障碍、昏迷等。代谢性碱中毒患者常有烦躁不安、精神错乱等中枢神经系统的兴奋症状。其发生机制主要与脑组织 γ-氨基酸含量的变化有关：酸中毒时脑组织谷氨酸脱羧酶活性增强，使 γ-氨基丁酸生成增多，γ-氨基丁酸对中枢神经系统有抑制作用；碱中毒时脑组织 γ-氨基丁酸转氨酶活性增高，而谷氨酸脱羧酶活性降低，故 γ-氨基丁酸分解增多而生成减少，因此出现中枢神经系统兴奋症状。

2. 剧烈呕吐易引起何种酸碱平衡紊乱？试分析其发生机制。

【答题要点】 剧烈呕吐常引起代谢性碱中毒。其原因如下：①H^+ 丢失：剧烈呕吐，使胃腔内 HCl 丢失，血浆中 HCO_3^- 得不到 H^+ 中和，被回吸收入血造成血浆 HCO_3^- 浓度升高；②K^+ 丢失：剧烈呕吐，胃液中 K^+ 大量丢失，血 $[K^+]$ 降低，导致细胞内 K^+ 外移、细胞外 H^+ 内移，使细胞外液 $[H^+]$ 降低，同时肾小管上皮细胞 K^+ 减少、泌 H^+ 增加、重吸收 HCO_3^- 增多；③Cl^- 丢失：剧烈呕吐，胃液中 Cl^- 大量丢失，血 $[Cl^-]$ 降低，造成远曲小管上皮细胞泌 H^+ 增加，重吸收 HCO_3^- 增加，引起缺氯性碱中毒；④细胞外液容量减少：剧烈呕吐可造成脱水、细胞外液容量减少，引起继发性醛固酮分泌增高。醛固酮促进远曲小管上皮细胞泌 H^+、泌 K^+、HCO_3^- 重吸收加强。以上机制共同导致代谢性碱中毒的发生。

3. 临床上测到 pH 正常，能否肯定该患者无酸碱平衡紊乱？为什么？

【答题要点】 不能。血 pH 值正常可见于以下几种情况：①酸碱平衡正常；②存在代偿性酸中毒或代偿性碱中毒；③存在一种酸中毒和一种碱中毒，两者 PH 变化相互抵消而正常。

4. 试述钾代谢障碍与酸碱平衡紊乱的关系，并说明尿液的变化。

【答题要点】 高钾血症与代谢性酸中毒互为因果。各种原因引起细胞外液钾离子增多时，钾离子与细胞内氢离子交换，引起细胞外氢离子增加，导致代谢性酸中毒。这种酸中毒时体内氢离子总量并未增加，氢离子从细胞内逸出，造成细胞内氢离子下降，故细胞内呈碱中毒，在肾远曲小管由于小管上皮细胞泌钾离子增多，泌氢离子减少，尿液呈碱性，引起反常性碱性尿。

低钾血症与代谢性碱中毒互为因果。低钾血症时因细胞外液钾离子浓度降低，引起细胞内钾离子向细胞外转移，同时细胞外的氢离子向细胞内转移，可发生代谢性碱中毒，此时，细胞内氢离子增多，肾泌氢离子增多，尿液呈酸性称为反常性酸性尿。

5. 某冠心病继发心力衰竭患者，服用地高辛及利尿药数月。血气分析和电解质测定显示：pH7.59，$PaCO_2$ 30mmHg（3.99kPa），HCO_3^- 28mmol/L，问：该患者发生了何种酸碱平衡紊乱?

【答题要点】 代谢性碱中毒合并呼吸性碱中毒。

6. 某患者癫病发作 1h 后,测得血浆 pH7.52,$PaCO_2$ 3.2kPa(28mmHg),[HCO_3^-] 24mmol/L,BE-2mmol/L,出现呼吸浅慢,手足搐搦。问:①患者有何酸碱平衡紊乱? 根据是什么? ②分析患者呼吸浅慢,手足搐搦的发病机制?

【答题要点】 急性呼吸性碱中毒。

7. 某肺心病患者,因受凉、肺部感染而住院,血气分析如下:pH 7.33,[HCO_3^-] 36 mmol/L,$PaCO_2$ 9.3 kPa(70mmHg),问:该患者发生了何种酸碱平衡紊乱?

【答题要点】 慢性呼吸性酸中毒。

8. 肺心病患者,血气分析及电解质测定结果如下:pH 7.28,$PaCO_2$ 11.4kPa(85.8mmHg),[HCO_3^-] 35mmol/L,血[Na^+]140 mol/L,血[Cl^-]90mmol/L。试问患者存在哪些酸碱失衡?

【答题要点】 呼吸性酸中毒合并 AG 正常性代谢性酸中毒。

9. 慢性肾衰患者剧烈呕吐,血气分析及电解质测定结果如下:pH 7.39,$PaCO_2$ 5.86kPa(44mmHg),[HCO_3^-] 26mmol/L,血[Na^+]142mmol/L,血[Cl^-]92mmol/L。试问患者存在哪些酸碱失衡?

【答题要点】 AG 增高型代谢性酸中毒合并代谢性碱中毒。

10. 某患者入院 5 天,经抢救后血气分析及电解质测定结果如下:pH 7.347,$PaCO_2$ 8.8kPa(66mmHg),[HCO_3^-] 36mmol/L,血[Na^+]140mmol/L,血[Cl^-]75mmol/L,试问患者存在哪些酸碱失衡?

【答题要点】 呼吸性酸中毒合并 AG 增高型代酸合并代谢性碱中毒。

(宋张娟)

第五章　缺　氧

一、选择题

A 型题

1. 乏氧性缺氧又称为　　　　　　　　　　　　　　　　　　　　　　（　　）
 A. 低张性低氧血症　　　　　　　　　B. 等张性低氧血症
 C. 缺血性缺氧　　　　　　　　　　　D. 淤血性缺氧
 E. 低动力性缺氧

2. 严重贫血可引起　　　　　　　　　　　　　　　　　　　　　　　（　　）
 A. 循环性缺氧　　　　　　　　　　　B. 乏氧性缺氧
 C. 血液性缺氧　　　　　　　　　　　D. 组织中毒性缺氧
 E. 低动力性缺氧

3. 血液性缺氧时　　　　　　　　　　　　　　　　　　　　　　　　（　　）
 A. 血氧容量正常、血氧含量降低　　　B. 血氧容量降低、血氧含量正常
 C. 血氧容量、血氧含量一般均正常　　D. 血氧容量正常或降低、血氧含量降低
 E. 血氧容量增加、血氧含量降低

4. 循环性缺氧时动脉的　　　　　　　　　　　　　　　　　　　　　（　　）
 A. 血氧分压正常、血氧饱和度和血氧含量均降低
 B. 血氧饱和度正常、血氧分压和血氧含量均降低
 C. 血氧含量正常、血氧分压和血氧饱和度均降低
 D. 血氧分压、血氧饱和度和血氧含量均正常
 E. 血氧分压、血氧饱和度和血氧含量均降低

5. 循环性缺氧可由下列何种原因引起　　　　　　　　　　　　　　　（　　）
 A. 大气供氧不足　　　　　　　　　　B. 血中红细胞数减少
 C. 组织供血量减少　　　　　　　　　D. 血中红细胞数正常但血红蛋白减少
 E. 肺泡弥散到循环血液中的氧量减少

6. 下列何种物质可引起低铁血红蛋白变成高铁血红蛋白,失去结合氧的能力、导致缺氧的发生
　　　　　　　　　　　　　　　　　　　　　　　　　　　　　　　（　　）
 A. 硫酸盐　　　　　　　　　　　　　B. 尿素
 C. 亚硝酸盐　　　　　　　　　　　　D. 肌酐
 E. 乳酸

7.低张性缺氧的血气变化特点是 （ ）

    A.血氧分压正常、血氧饱和度和血氧含量均降低

    B.血氧饱和度正常、血氧分压和血氧含量均降低

    C.血氧含量正常、血氧分压和血氧饱和度均降低

    D.血氧分压、血氧饱和度和血氧含量均正常

    E.血氧分压、血氧饱和度和血氧含量均降低

8.组织中毒性缺氧是由于药物或毒物抑制下列何种细胞酶使递氢或传递电子受阻而引起生
物氧化障碍 （ ）

    A.溶酶体酶   B.呼吸酶

    C.磷脂酶   D.丙酮酸脱氢酶

    E.ATP酶

9.缺氧时哪种细胞因子可促使肾脏产生促红细胞生成素增多 （ ）

    A.低氧诱导因子-1   B.血管内皮生长因子

    C.内皮素   D.一氧化氮

    E.前列环素

10.静脉血短路(分流)流入动脉可造成 （ ）

    A.血液性缺氧   B.缺血性缺氧

    C.淤血性缺氧   D.乏氧性缺氧

    E.组织中毒性缺氧

11.缺氧是由于 （ ）

    A.组织供氧不足或组织利用氧障碍   B.吸入气中氧含量减少

    C.血液中氧分压降低   D.血液中氧含量降低

    E.血液中氧容量降低

12.正常人进入高原或通风不良的矿井中发生缺氧的原因是 （ ）

    A.吸入气的氧分压降低   B.肺气体交换障碍

    C.循环血量减少   D.血液携氧能力降低

    E.组织血流量减少

13.血氧容量正常,动脉血氧分压和氧含量正常,而动—静脉血氧含量差变小见于 （ ）

    A.心力衰竭   B.呼吸衰竭

    C.室间隔缺损   D.氰化物中毒

    E.慢性贫血

14.某患者血气检查结果：PaO_2 100mmHg, CaO_2 19ml/dl, CvO_2 10ml/dl, CO_2 max
20ml/dl,SaO_2 95％,该患者属 （ ）

    A.低张性缺氧   B.血液性缺氧

    C.循环性缺氧   D.组织性缺氧

    E.呼吸性缺氧

15.对缺氧最敏感的器官是 （ ）

    A.心脏   B.大脑

    C.肺   D.肾

    E.胃肠道

16. 下列哪项与动脉血氧含量**无关**　　　　　　　　　　　　　　　　（　　）

　　A. Hb 的数量　　　　　　　　　　　　B. 血液的携氧能力

　　C. 吸入气氧分压　　　　　　　　　　　D. 肺呼吸功能

　　E. 内呼吸状况

17. 影响血氧饱和度的最主要因素是　　　　　　　　　　　　　　　　（　　）

　　A. 血液 pH 值　　　　　　　　　　　　B. 血液温度

　　C. 血液 CO_2 分压　　　　　　　　　　D. 血氧分压

　　E. 红细胞内 2,3-DPG 含量

18. P_{50} 升高见于下列哪种情况　　　　　　　　　　　　　　　　　（　　）

　　A. 氧离曲线左移　　　　　　　　　　　B. Hb 与氧的亲和力增高

　　C. 血液 H^+ 浓度升高　　　　　　　　　D. 血 K^+ 升高

　　E. 红细胞内 2,3-DPG 含量减少

19. 反映组织利用氧能力的指标是　　　　　　　　　　　　　　　　　（　　）

　　A. 动脉血氧含量　　　　　　　　　　　B. 静脉血氧含量

　　C. 静脉血氧饱和度　　　　　　　　　　D. P_{50}

　　E. 动—静脉血氧含量差

20. 健康人攀登 3000m 以上高峰发生缺氧的原因是　　　　　　　　　（　　）

　　A. 吸入气氧分压低　　　　　　　　　　B. 血液携氧能力低

　　C. 肺部气体交换差　　　　　　　　　　D. 组织利用氧能力低

　　E. 肺循环血流量少

21. 慢性支气管炎患者最易发生下列哪种类型的缺氧　　　　　　　　（　　）

　　A. 大气性缺氧　　　　　　　　　　　　B. 呼吸性缺氧

　　C. 等张性缺氧　　　　　　　　　　　　D. 低动力性缺氧

　　E. 组织性缺氧

22. 室间隔缺损伴肺动脉高压的患者动脉血**最具特征性的变化**是　　（　　）

　　A. 氧容量降低　　　　　　　　　　　　B. 氧含量降低

　　C. 氧分压降低　　　　　　　　　　　　D. 氧饱和度降低

　　E. 动—静脉血氧含量差减小

23. 某患者血氧检查结果是：PaO_2 6.0kPa（45mmHg），CO_2 max 20ml/dl，CaO_2 14ml/dl，CaO_2-CvO_2 4ml/dl，其缺氧类型为　　　　　　　　　　　　　　　　　（　　）

　　A. 低张性缺氧　　　　　　　　　　　　B. 血液性缺氧

　　C. 缺血性缺氧　　　　　　　　　　　　D. 组织性缺氧

　　E. 淤血性缺氧

24. 下列哪项**不是**血液性缺氧的原因　　　　　　　　　　　　　　　（　　）

　　A. 煤气中毒　　　　　　　　　　　　　B. 亚硝酸盐中毒

　　C. 硫化物中毒　　　　　　　　　　　　D. 贫血

　　E. 长期大量吸烟患者

25. 临床最常见的血液性缺氧是　　　　　　　　　　　　　　　　　　（　　）

　　A. 贫血　　　　　　　　　　　　　　　B. CO 中毒

　　C. 高铁血红蛋白血症　　　　　　　　　D. 过氯酸盐中毒

E. 血红蛋白病

26. 亚硝酸盐中毒患者最具特征的动脉血氧变化是 （   ）

    A. 血氧分压降低   B. 血氧含量降低

    C. 氧饱和度降低   D. 动—静脉血氧含量差降低

    E. 氧离曲线右移

27. 某患者血氧检查为：PaO_2 13.3kPa（100mmHg），CO_2 max 14ml/dl，CaO_2 12ml/dl，CaO_2-CvO_2 3.5ml/dl，患下列哪种疾病的可能性最大 （   ）

    A. 哮喘   B. 肺气肿

    C. 慢性贫血   D. 慢性充血性心力衰竭

    E. 严重维生素缺乏

28. 动脉栓塞引起的缺氧其动脉血氧变化特点是 （   ）

    A. 氧容量降低   B. 氧含量降低

    C. 氧饱和度降低   D. 动—静脉血氧含量差降低

    E. 动—静脉血氧含量差升高

29. 下列哪种原因**不能**引起低动力性缺氧 （   ）

    A. 动脉栓塞   B. 静脉淤血

    C. 休克   D. 心力衰竭

    E. 肺动—静脉短路

30. 砒霜中毒导致缺氧的机制是 （   ）

    A. 丙酮酸脱氢酶合成减少   B. 线粒体损伤

    C. 形成高铁血红蛋白   D. 抑制细胞色素氧化酶

    E. Hb 与氧亲和力增高

31. 氰化物中毒时最具特征的血氧变化是 （   ）

    A. 氧容量降低   B. 动脉血氧含量正常

    C. 静脉血氧含量降低   D. 氧饱和度正常

    E. 动—静脉血氧含量差减小

32. 下列哪项**不是**缺氧时血液系统的代偿性反应 （   ）

    A. 红细胞数量增加   B. 促红细胞生成素生成增多

    C. 2,3-DPG 减少   D. 红细胞释氧能力增强

    E. 血红蛋白增多

33. PaO_2 低于下列哪项数值时可反射性地引起呼吸加深加快 （   ）

    A. 10.0kPa（75mmHg）   B. 8.0kPa（60mmHg）

    C. 6.7kPa（50mmHg）   D. 5.33kPa（40mmHg）

    E. 4.0kPa（30mmHg）

34. 缺氧引起呼吸系统的变化，下列哪项**不正确** （   ）

    A. 血液性缺氧时呼吸一般无明显增加

    B. 低张性缺氧最易引起呼吸加深加快

    C. 肺通气量增加的机制是由于直接刺激呼吸中枢

    D. 各种类型严重缺氧都可抑制呼吸中枢

    E. 慢性低张性缺氧肺通气量增加不明显

35. 下列哪项**不是**缺氧引起的循环系统的代偿方式　　　　　　　　（　　）

    A. 心率加快　　　　　　　　　　　　B. 心肌收缩力加强

    C. 心、脑、肺血管扩张　　　　　　　D. 回心血量增加

    E. 毛细血管增生

36. 氧中毒发生主要取决于　　　　　　　　　　　　　　　　　　　（　　）

    A. 氧浓度　　　　　　　　　　　　　B. 氧分压

    C. 氧流量　　　　　　　　　　　　　D. 给氧时间

    E. 给氧方式

37. 组织性缺氧的患者吸氧的主要目的是　　　　　　　　　　　　　（　　）

    A. 增加血氧容量　　　　　　　　　　B. 提高氧饱和度

    C. 提高动脉血氧含量　　　　　　　　D. 提高血液与组织之间的氧分压梯度差

    E. 改善组织供氧

38. 慢性缺氧时红细胞增多的机制是　　　　　　　　　　　　　　　（　　）

    A. 腹腔内脏血管收缩　　　　　　　　B. 肝脾储血释放

    C. 红细胞破坏减少　　　　　　　　　D. 肝脏造血加强

    E. 肾脏促红细胞生成素增多

39. 缺氧时氧解离曲线右移的最主要原因是　　　　　　　　　　　　（　　）

    A. 血液 H^+ 浓度升高　　　　　　　B. 血液 CO_2 分压升高

    C. 血液温度升高　　　　　　　　　　D. 红细胞内 2,3-DPG 增加

    E. Hb 与氧的亲和力增加

40. 脑静脉血氧分压低于何值时可出现意识丧失　　　　　　　　　　（　　）

    A. 4.53kPa(34mmHg)　　　　　　　B. 3.73kPa(28mmHg)

    C. 2.53kPa(19mmHg)　　　　　　　D. 1.6kPa(12mmHg)

    E. 1.0kPa(7.5mmHg)

41. 下列哪项**不是**缺氧引起中枢神经系统功能障碍的机制　　　　　（　　）

    A. ATP 生成不足　　　　　　　　　　B. 神经介质合成减少

    C. 脑微血管通透性增高　　　　　　　D. 神经细胞膜电位降低

    E. 脑血管收缩

42. 对缺氧最敏感的组织是　　　　　　　　　　　　　　　　　　　（　　）

    A. 大脑灰质　　　　　　　　　　　　B. 大脑白质

    C. 中脑　　　　　　　　　　　　　　D. 小脑

    E. 延髓

43. 下列哪项**不是**组织细胞的代偿性变化　　　　　　　　　　　　（　　）

    A. 细胞内线粒体数目增加　　　　　　B. 无氧酵解增强

    C. 肌红蛋白含量增加　　　　　　　　D. 蛋白质合成减少

    E. 钙泵功能加强

44. 下列哪项**不是**缺氧性细胞损伤的表现　　　　　　　　　　　　（　　）

    A. 细胞内 Na^+ 增多　　　　　　　　B. K^+ 外流增多

    C. Ca^{2+} 外流增多　　　　　　　　D. ATP 生成减少

    E. 细胞外 H^+ 浓度升高

45. 吸氧疗法对下列哪种疾病引起的缺氧效果最好 （　）
    A. 肺水肿　　　　　　　　　　　B. 失血性休克
    C. 严重贫血　　　　　　　　　　D. 氰化物中毒
    E. 亚硝酸盐中毒

B 型题

　　A. 皮肤、黏膜发绀　　　　　　　　B. 皮肤、黏膜呈樱桃红色
　　C. 皮肤、黏膜呈玫瑰红色　　　　　D. 皮肤、黏膜呈咖啡色
　　E. 皮肤、黏膜呈苍白色

1. CO 中毒时 （　）
2. 过氯酸盐中毒时 （　）
3. 氰化钾中毒时 （　）
4. 肺心病患者 （　）
5. 严重贫血时 （　）

　　A. AIDS　　　　　　　　　　　　B. 贫血伴支气管哮喘
　　C. 感染性休克　　　　　　　　　D. 左心衰出现呼吸困难
　　E. 初到高原者砒霜中毒

6. 循环性缺氧伴组织性缺氧可见于 （　）
7. 循环性缺氧伴低张性缺氧可见于 （　）
8. 血液性缺氧伴低张性缺氧可见于 （　）
9. 低张性缺氧伴组织性缺氧可见于 （　）

　　A. 低张性缺氧　　　　　　　　　B. 血液性缺氧
　　C. 循环性缺氧　　　　　　　　　D. 组织性缺氧
　　E. 以上都是

10. 肺通气量增加最常见于 （　）
11. 氧疗效果最佳的是 （　）
12. 可发生代谢性酸中毒的是 （　）
13. 严重时抑制呼吸中枢的是 （　）
14. 易发生呼吸性碱中毒的是 （　）

　　A. 单纯左心衰竭　　　　　　　　B. 贫血
　　C. 静脉血经短路（分流）流入动脉　D. 氨中毒
　　E. 氰化物中毒

15. 组织中毒性缺氧可见于 （　）
16. 乏氧性缺氧可见于 （　）
17. 循环性缺氧可见于 （　）
18. 血液性缺氧可见于 （　）

　　A. 动脉血氧分压正常,血氧含量正常、血氧容量正常
　　B. 动脉血氧分压正常、血氧含量降低、血氧容量降低或正常
　　C. 动脉血氧分压正常、血氧含量降低或正常、血氧容量正常
　　D. 动脉血氧分压正常、血氧含量正常、血氧容量降低

E. 动脉血氧分压降低、血氧含量降低、血氧容量正常

19. 组织中毒性缺氧时　　　　　　　　　　　　　　　（　　）

20. 乏氧性缺氧时　　　　　　　　　　　　　　　　　（　　）

21. 血液性缺氧时　　　　　　　　　　　　　　　　　（　　）

22. 循环性缺氧时　　　　　　　　　　　　　　　　　（　　）

C 型题

　　A. 氧合 Hb 减少　　　　　　　　　　B. 发绀

　　C. 两者均有　　　　　　　　　　　　D. 两者均无

1. 肺心病患者　　　　　　　　　　　　　　　　　　（　　）

2. CO 中毒患者　　　　　　　　　　　　　　　　　（　　）

3. 氰化钾中毒患者　　　　　　　　　　　　　　　　（　　）

　　A. 动脉血氧含量降低　　　　　　　B. 动—静脉血氧含量差增大

　　C. 两者均有　　　　　　　　　　　　D. 两者均无

4. 过敏性休克时　　　　　　　　　　　　　　　　　（　　）

5. 失血性休克时　　　　　　　　　　　　　　　　　（　　）

6. 过敏性哮喘时　　　　　　　　　　　　　　　　　（　　）

7. 血红蛋白突变所致缺氧时　　　　　　　　　　　　（　　）

　　A. 电压依赖性钾通道（Kv）　　　　B. ATP 敏感性钾通道（K_{ATP}）

　　C. 两者均有　　　　　　　　　　　　D. 两者均无

8. 肺小动脉血管平滑肌主要含　　　　　　　　　　　（　　）

9. 冠脉血管平滑肌主要含　　　　　　　　　　　　　（　　）

10. 脑血管平滑肌主要含　　　　　　　　　　　　　（　　）

　　A. 氧容量增加　　　　　　　　　　B. 氧含量增加

　　C. 两者均有　　　　　　　　　　　　D. 两者均无

11. 肺通气量增加可使　　　　　　　　　　　　　　（　　）

12. 红细胞增多可使　　　　　　　　　　　　　　　（　　）

13. 毛细血管增生可使　　　　　　　　　　　　　　（　　）

X 型题

1. 下列关于血氧指标的叙述正确的是　　　　　　　（　　）

　　A. 氧容量反映血液携氧能力

　　B. 氧含量取决于 Hb 的质和量

　　C. 动脉血氧分压与肺呼吸功能有关

　　D. 血氧饱和度是 Hb 实际结合的氧和所能结合的最大氧量的百分比

2. 下列关于 P_{50} 的说法正确的是　　　　　　　（　　）

　　A. 是反映 Hb 与氧亲和力的指标

　　B. P_{50} 是指 Hb 氧饱和度为 50% 时的氧分压

　　C. Hb 与氧的亲和力增高,则 P_{50} 升高

　　D. 血液 pH 升高,氧离曲线左移,P_{50} 升高

3. 低张性缺氧的血氧变化可有 （　　）

    A. 动脉血氧含量降低　　　　　　　　B. 静脉血氧含量降低

    C. 氧饱和度降低　　　　　　　　　　D. 动—静脉血氧含量差降低

4. CO 中毒造成缺氧的主要原因是 （　　）

    A. HbCO 无携氧能力

    B. CO 抑制红细胞内糖酵解,使 2,3-DPG 生成减少

    C. 动脉血氧分压降低

    D. 氧离曲线右移

5. 大量食用腌菜的患者会出现下列哪些变化 （　　）

    A. 血液中甲基血红蛋白增多　　　　　B. 红细胞内 2,3-DPG 生成减少

    C. Hb 与氧的亲和力增高　　　　　　D. 氧离曲线右移

6. 急性缺氧时机体的主要代偿反应是 （　　）

    A. 呼吸加深加快,肺通气增加　　　　B. 心输出量增加

    C. 血液携氧增加　　　　　　　　　　D. 组织利用氧增多

7. 左心衰引起肺水肿的患者动脉血氧变化可有 （　　）

    A. 血氧容量降低　　　　　　　　　　B. 动脉血氧分压降低

    C. 动脉血氧含量降低　　　　　　　　D. 动—静脉血氧含量差正常

8. 能引起组织性缺氧的是 （　　）

    A. 亚硝酸盐中毒　　　　　　　　　　B. 氰化钾中毒

    C. 线粒体损伤　　　　　　　　　　　D. 维生素缺乏

9. 感染性休克并发休克肺时可出现下列哪种类型的缺氧 （　　）

    A. 低张性缺氧　　　　　　　　　　　B. 血液性缺氧

    C. 循环性缺氧　　　　　　　　　　　D. 组织性缺氧

10. 氰化钾抑制组织细胞生物氧化的机制是 （　　）

    A. 与氧化型细胞色素氧化酶结合　　　B. 与还原型细胞色素氧化酶结合

    C. 传递电子受阻,呼吸链中断　　　　D. 线粒体受损

11. 严重贫血患者,支气管哮喘发作时的血氧指标检查结果应为 （　　）

    A. 动脉血氧分压下降　　　　　　　　B. 动脉血氧饱和度下降

    C. 血氧容量减少　　　　　　　　　　D. 动—静脉血氧含量差减小

12. 缺氧时呼吸加深加快的代偿意义在于 （　　）

    A. 增加肺泡通气量

    B. 提高 PO_2,降低 PCO_2

    C. 使胸内负压增大,促进静脉回流,增加心输出量

    D. 有利于氧的摄取和在血液内运输

13. 高原性肺水肿的发生与下列哪项有关 （　　）

    A. 肺动脉高压　　　　　　　　　　　B. 肺微血管壁通透性增高

    C. 肺血管收缩　　　　　　　　　　　D. 肺毛细血管压增高

14. 缺氧引起肺血管收缩的机制是 （　　）

    A. 交感神经兴奋　　　　　　　　　　B. PGI_2 等缩血管物质生成增多

    C. K^+ 外流增多　　　　　　　　　　D. Ca^{2+} 内流增多

15. 缺氧初期心输出量增加的机制是 （ ）

    A. 心率加快　　　　　　　　　　　B. 心收缩力加强

    C. 呼吸运动增强　　　　　　　　　D. 静脉回流增加

16. 严重缺氧引起血压下降的机制是 （ ）

    A. 心肌变性、坏死使心率减慢、心收缩力降低

    B. 酸性代谢产物堆积,外周血管舒张

    C. 心肌能量产生减少及心律失常

    D. 胸廓运动减弱使静脉回流减少,心输出量减少

17. 缺氧时 2,3-DPG 增多的机制是 （ ）

    A. 红细胞内游离 2,3-DPG 减少　　　B. 血液 pH 增高

    C. 二磷酸甘油酸变位酶(DPGM)活性增强　D. 2,3-DPG 磷酸酶活性增强

18. 世居高原的居民对慢性缺氧的代偿方式主要是 （ ）

    A. 血液中红细胞数增多　　　　　　B. 肺通气量增加

    C. 心输出量增加　　　　　　　　　D. 组织利用氧能力增加

19. 一般认为引起低氧性肺血管收缩的体液因子有 （ ）

    A. 内皮素　　　　　　　　　　　　B. 组胺

    C. 血栓素 A_2　　　　　　　　　　D. 前列腺素 E

20. 患者 PaO_2 正常不能说明 （ ）

    A. CaO_2 正常　　　　　　　　　　B. CaO_2 max 正常

    C. 患者不缺氧　　　　　　　　　　D. SaO_2 正常

【答案】

A 型题

  1. A　2. C　3. D　4. D　5. C　6. C　7. E　8. B　9. A　10. D　11. A　12. A　13. D　14. C　15. B
16. E　17. D　18. C　19. E　20. A　21B　22. C　23. A　24. C　25. A　26. B　27. C　28. E　29. E　30. D
  31. E　32. C　33. B　34. C　35. C　36. B　37. D　38. E　39. D　40. E　41. E　42. A　43. E　44. C
45. A

B 型题

  1. B　2. D　3. C　4. A　5. E　6. C　7. D　8. B　9. E　10. A　11. E　12. E　13. E　14. A　15. E
16. C　17. A　18. B　19. A　20. E　21. B　22. A

C 型题

  1. C　2. A　3. D　4. B　5. C　6. A　7. A　8. C　9. B　10. B　11. B　12. C　13. D

X 型题

  1. ACD　2. AB　3. ABCD　4. AB　5. AC　6. AB　7. BC　8. BCD　9. ACD　10. AC　11. ABCD
12. ABCD　13. ABCD　14. AD　15. ABCD　16. ABCD　17. ABC　18. AD　19. AC　20. ABCD

二、名词解释

1. Hypoxia

【答案】　即缺氧,指组织得不到充分的氧,或不能充分利用氧时,以致机体发生机能代谢甚至形态结构异常改变的病理过程。

2. 血氧分压

【答案】 指物理溶解于血浆内的氧分子所产生的张力。动脉血氧分压（PaO_2）正常值约为 100mmHg,静脉血氧分压（PvO_2）正常值约为 40mmHg,PaO_2 取决于吸入气氧分压、外呼吸功能状况和静脉血分流入动脉的多少,PvO_2 取决于 PaO_2 和内呼吸功能状况。

3. 血氧容量

【答案】 是指在 38℃、氧分压为 150mmHg、二氧化碳分压为 40mmHg 的条件下,100ml 血液中的 Hb 所结合氧的最大量。

4. 血氧含量

【答案】 指 100ml 血液实际所含的氧量,包括与 Hb 实际结合的氧和溶解在血液中的氧。

5. SO_2

【答案】 即血红蛋白氧饱和度,是指 Hb 实际结合的氧和最大结合的氧的百分比。

6. P_{50}

【答案】 是指 Hb 氧饱和度为 50% 时的氧分压。P_{50} 代表 Hb 与 O_2 的亲和力,正常值约为 26~27mmHg。

7. Hypotonic hypoxia

【答案】 即低张性缺氧,是由于各种原因动脉血氧分压降低减少为特点,而致组织供氧不足的缺氧。

8. Cyanosis

【答案】 即发绀,当毛细血管中脱氧血红蛋白平均浓度超过 5g/dl 时,可使皮肤、黏膜出现青紫色,则称为发绀。

9. Hemic hypoxia

【答案】 即血液性缺氧,是由于血红蛋白数量减少或性质改变,而致血液携带氧的能力降低或血红蛋白结合氧不易释放所引起的缺氧。

10. Enterogenous cyanosis

【答案】 即肠源性紫绀,当亚硝酸盐、过氯酸盐、硝基苯、高锰酸钾等氧化剂中毒,使血液中形成大量高铁血红蛋白。临床上常见食用大量含硝酸盐的腌菜或变质的剩菜时,肠道细菌将硝酸盐还原为亚硝酸盐,后者被大量吸收导致高铁血红蛋白血症,这种情况称为肠源性紫绀。

11. Histogenous hypoxia

【答案】 即组织性缺氧,指在组织供氧正常的情况下,由各种原因引起的组织利用氧的能力降低所致的缺氧,称为组织性缺氧。

12. 氧中毒

【答案】 当吸入性氧分压过高时,活性氧产生增加,反可引起组织、细胞损伤,称为氧中毒。其发生取决于氧分压而不是氧浓度。

三、简答题

1. 试述低张性缺氧引起组织缺氧的机制。

【答题要点】 ①组织细胞的供氧主要取决于血液与细胞线粒体部位的氧分压差;②低张性缺氧 PaO_2 降低,使 CaO_2 减少,因弥散速度减慢,引起缺氧。

2．试述贫血患者引起组织缺氧的机制。

【答题要点】　贫血患者虽然动脉氧分压正常，但由于贫血患者 Hb 减少，血氧容量减低，致使血氧含量也减少，故患者血流经毛细血管时随着氧向组织的释出，氧分压降低较快，从而导致血液与组织细胞的氧分压差变小，使氧分子向组织弥散的速度也很快减慢引起缺氧。

3．失血性休克产生什么类型缺氧？血氧指标有何变化？

【答题要点】　失血性休克既有大量失血又有休克，大量失血造成血液性缺氧，血氧变化有血氧容量和血氧含量减低，动—静脉血氧含量差减小；休克造成循环性缺氧，动—静脉血氧含量差增大，总的变化是血氧容量和血氧含量均降低。

4．试述氰化物中毒引起缺氧的机制。

【答题要点】　氰化物可通过消化道、呼吸道或皮肤进入机体内，迅速与细胞色素氧化酶的三价铁结合，形成氰化高铁细胞色素氧化酶，使之不能被还原成为带二价铁的还原型细胞色素氧化酶，失去传递电子的功能，以致呼吸链中断，引起的组织利用氧障碍。

5．试述急性缺氧致肺血管收缩的主要机制。

【答题要点】　急性缺氧时：①交感神经作用：缺氧使交感神经作用于肺血管 α 受体引起血管收缩；②体液因素作用：缺氧可促使肺组织内肥大细胞、肺泡巨噬细胞等多种细胞产生血管活性物质，引起血管收缩；③缺氧直接对平滑肌作用：缺氧时平滑肌细胞钾通道关闭，钙通道开放，Ca^{2+} 内流增加引起肺血管收缩。

6．急性缺氧时心输出量增加的原因是什么？

【答题要点】　①心率加快：缺氧致胸廓运动增强，刺激肺牵张感受器，反射性兴奋交感神经，引起心率加快；②心肌收缩力增加：缺氧使交感神经作用于心肌细胞 β 肾上腺素能受体，引起正性肌力作用；③回心血流增多：缺氧致胸廓运动增大有利于增多回心血流。

7．试述急性低张性缺氧引起脑水肿的机制。

【答题要点】　①缺氧直接扩张脑血管，增加脑血流量和脑毛细血管内压；②缺氧致代谢性酸中毒使毛细血管通透性增加，造成间质性脑水肿；③缺氧致 ATP 生成减少，引起钠泵功能障碍，使细胞内钠水潴留；④脑充血和脑水肿使颅内压增高，脑压升高又可压迫脑血管加重脑缺血和脑缺氧，形成恶性循环。

8．缺氧时组织细胞有哪些代偿反应？

【答题要点】　①细胞利用氧的能力增强；②糖酵解增强；③肌红蛋白增加；④低代谢状态。

9．对缺氧患者的基本治疗是什么？效果如何？

【答题要点】　对缺氧患者的基本治疗是氧疗。氧疗可提高肺泡气氧分压，使动脉氧分压及动脉血氧饱和度增高，血氧含量提高，向组织供氧增加。氧疗对低张性缺氧（静脉血分流入动脉除外）效果最好。对其他类型缺氧可增加血浆内溶解的氧，如吸入高浓度氧或高压氧也使血浆溶解氧大大增加，故对血液性缺氧和组织性缺氧也有一定的效果。

四、论述题

1．缺氧可分为几种类型？各型的血氧变化特点是什么？

【答题要点】　分为低张性缺氧、血液性缺氧、循环性缺氧和组织性缺氧。

各类型缺氧的血氧变化

各型缺氧	动脉血氧分压	血氧容量	动脉血氧含量	动脉血氧饱和度	动—静脉血氧含量差
低张性缺氧	↓	↑	↓	↓	↓↑
血液性缺氧	↑	↓↑	↓	↑	↓
循环性缺氧	↑	↑	↑	↑	→
组织性缺氧	↑	↑	↑	↑	↓

↓下降　→升高　↑正常

2. 试述碳氧血红蛋白血症的发生原因及引起缺氧的机制。

【答题要点】 引起碳氧血红蛋白（HbCO）血症的主要原因是一氧化碳中毒。碳氧血红蛋白血症引起缺氧的机制：①血红蛋白与 CO 结合后形成碳氧血红蛋白（HbCO），不能再与 O_2 结合，而失去携氧的能力；②CO 与血红蛋白分子中的某个血红素结合后，将增加其余 3 个血红素对氧的亲和力，使氧离曲线左移，氧的释放减少；③CO 还能抑制红细胞内糖酵解，使 2,3-DPG 生成减少，氧离曲线左移，而使血液释氧量减少，而加重组织缺氧。

3. 以低张性缺氧为例说明急性缺氧时机体的主要代偿方式。

【答题要点】 急性低张性缺氧时的代偿主要是以呼吸和循环系统为主。①呼吸系统：呼吸加深加快，肺通气量增加。②循环系统：心率加快，心肌收缩力增强，静脉回流增加，使心输出量增加；血液重新分布，使皮肤、腹腔脏器血管收缩，肝脾等脏器储血释放；肺血管收缩，调整通气血流比值；心脑血管扩张，血流增加。

4. 缺氧引起肺血管收缩的体液因素有哪些？它们之间的相互关系如何？

【答题要点】 ①缺氧可使组织内肥大细胞、肺泡巨噬细胞、血管内皮细胞、平滑肌细胞产生血管活性物质，引起肺血管收缩的如白三烯（LTs）、血栓素2（TXA_2）、内皮素（ET）、血管紧张素Ⅱ（ATⅡ）和使肺血管舒张的如前列环素（PGI_2）、一氧化氮（NO）等两大类；②它们两者的关系是前者介导血管收缩增强，后者则起舒血管作用，调节血管收缩反应强度。③缺氧时以缩血管物质增多占优势，使肺小动脉收缩。

5. 缺氧细胞可发生哪些代偿性和损伤性变化？

【答题要点】 细胞的代偿性反应主要表现为：①细胞利用氧的能力增强；②糖酵解增强；③肌红蛋白增加；④低代谢状态。

细胞的损伤反应主要表现为：细胞膜、线粒体和溶酶体变化。①细胞膜：膜离子泵功能障碍，膜通透性增加，膜流动性下降及膜受体功能障碍；②线粒体：酶活性降低，ATP 生成减少；③溶酶体：因酸中毒而膜破裂，大量溶酶体酶释放，溶解细胞。

（宋张娟）

第六章 发 热

一、选择题

A型题

1. 关于发热的叙述,下列哪项是最正确的 （　）
   - A. 体温超过正常值 0.5℃
   - B. 产热过程超过散热过程
   - C. 是临床上常见疾病
   - D. 由体温调节中枢调定点上移引起
   - E. 由体温调节中枢调节功能障碍引起

2. 下述哪种情况的体温升高属于过热 （　）
   - A. 妇女月经前期
   - B. 妇女妊娠期
   - C. 剧烈运动后
   - D. 中暑
   - E. 流行性感冒

3. 体温调节中枢调定点上移见于下列哪种情况 （　）
   - A. 甲状腺功能亢进
   - B. 鱼鳞病
   - C. 中暑
   - D. 疟原虫感染
   - E. 心理性应激

4. 具有致热作用的本胆烷醇酮是 （　）
   - A. 肾上腺素的代谢产物
   - B. 乙酰胆碱的代谢产物
   - C. 5-羟色胺的代谢产物
   - D. 类固醇激素的代谢产物
   - E. 前列腺素的代谢产物

5. 下述哪种物质属于发热中枢正调节介质 （　）
   - A. AVP
   - B. α-MSH
   - C. annexin A1
   - D. MIP-1
   - E. NO

6. 不产生内生致热原的细胞是 （　）
   - A. 单核细胞
   - B. 巨噬细胞
   - C. 心肌细胞
   - D. 内皮细胞
   - E. 星状细胞

7. 内生致热原的作用部位是 （　）
   - A. 中性粒细胞
   - B. 下丘脑体温调节中枢
   - C. 骨骼肌
   - D. 皮肤血管

　E. 汗腺

8. 下述哪种不属于内生致热原　　　　　　　　　　　　　　　　　　（　　）

　A. IL-1　　　　　　　　　　　　　　　B. 干扰素

　C. 5-羟色胺　　　　　　　　　　　　　D. 肿瘤坏死因子

　E. 巨噬细胞炎症蛋白-1

9. 下述哪种物质属于发热中枢负调节介质　　　　　　　　　　　　　（　　）

　A. AVP　　　　　　　　　　　　　　　B. PGE

　C. NO　　　　　　　　　　　　　　　　D. CRH

　E. cAMP

10. 输液反应出现的发热其产生原因多数是由于　　　　　　　　　　　（　　）

　A. 变态反应　　　　　　　　　　　　　B. 药物的毒性反应

　C. 外毒素污染　　　　　　　　　　　　D. 内毒素污染

　E. 霉菌污染

11. 发热患者较易出现　　　　　　　　　　　　　　　　　　　　　　（　　）

　A. 呼吸性酸中毒　　　　　　　　　　　B. 代谢性酸中毒合并呼吸性碱中毒

　C. 呼吸性碱中毒　　　　　　　　　　　D. 代谢性碱中毒

　E. 代谢性酸中毒合并呼吸性酸中毒

12. 下述哪项为发热中枢介质　　　　　　　　　　　　　　　　　　　（　　）

　A. 内毒素　　　　　　　　　　　　　　B. 前列腺素 E

　C. 干扰素　　　　　　　　　　　　　　D. 肿瘤坏死因子

　E. 类固醇

13. 发热过程中共同的中介环节主要是通过　　　　　　　　　　　　　（　　）

　A. 外生致热原　　　　　　　　　　　　B. 内生致热原

　C. 前列腺素　　　　　　　　　　　　　D. 5-羟色胺

　E. 环磷酸腺苷

14. 体温上升期热代谢特点是　　　　　　　　　　　　　　　　　　　（　　）

　A. 散热减少,产热增加,体温↑

　B. 产热与散热在高水平上相对平衡,体温保持高水平

　C. 产热减少,散热增加,体温↑

　D. 产热减少,散热增加,体温↓

　E. 散热减少,产热增加,体温保持高水平

15. 高热持续期热代谢特点是　　　　　　　　　　　　　　　　　　　（　　）

　A. 散热减少,产热增加,体温↑

　B. 产热与散热在高水平上相对平衡,体温保持高水平

　C. 产热减少,散热增加,体温↑

　D. 产热减少,散热增加,体温↓

　E. 散热减少,产热增加,体温保持高水平

16. 退热期可以出现　　　　　　　　　　　　　　　　　　　　　　　（　　）

　A. 钠潴留　　　　　　　　　　　　　　B. 氯潴留

　C. 水肿　　　　　　　　　　　　　　　D. 脱水

E. 水中毒

17. 对于发热患者下列描述哪项是错误的　　　　　　　　　　　（　　）

    A. 物质代谢率升高　　　　　　　　　　B. 维生素消耗减少

    C. 糖原分解增多　　　　　　　　　　　D. 脂肪分解增多

    E. 负氮平衡

18. 发热时蛋白代谢变化为　　　　　　　　　　　　　　　　（　　）

    A. 蛋白分解↓,出现血浆蛋白↓,尿氮排泄↑

    B. 蛋白分解↑,出现血浆蛋白↓,尿氮排泄↑

    C. 蛋白分解↓,出现血浆蛋白↓,尿氮排泄↓

    D. 蛋白分解↑,出现血浆蛋白↑,尿氮排泄↑

    E. 蛋白分解↓,出现血浆蛋白↑,尿氮排泄↑

19. 急性发热或体温上升期　　　　　　　　　　　　　　　　（　　）

    A. 交感神经兴奋,心率加快,外周血管收缩,血压上升

    B. 交感神经兴奋,心率加快,外周血管舒张,血压下降

    C. 迷走神经兴奋,心率减慢,外周血管舒张,血压下降

    D. 迷走神经兴奋,心率减慢,外周血管收缩,血压上升

    E. 交感神经兴奋,心率加快,外周血管舒张,血压上升

20. 发热时　　　　　　　　　　　　　　　　　　　　　　　（　　）

    A. 交感神经兴奋,消化液分泌增多,胃肠蠕动增强

    B. 交感神经抑制,消化液分泌减少,胃肠蠕动减弱

    C. 交感神经兴奋,消化液分泌减少,胃肠蠕动减弱

    D. 迷走神经兴奋,消化液分泌增多,胃肠蠕动增强

    E. 迷走神经兴奋,消化液分泌减少,胃肠蠕动减弱

21. 下列哪项是水杨酸盐类解热的作用环节　　　　　　　　　（　　）

    A. 阻断 cAMP 合成　　　　　　　　　　B. 抑制磷酸二酯酶

    C. 阻断 PGE 合成　　　　　　　　　　　D. 阻断 EP 合成

    E. 抑制 EP 释放

22. 下述哪项属于发热激活物　　　　　　　　　　　　　　　（　　）

    A. 干扰素　　　　　　　　　　　　　　B. 肿瘤坏死因子

    C. 巨噬细胞炎症蛋白-1　　　　　　　　D. 内毒素

    E. 白细胞致热原

23. 体温调节中枢的高级部位是　　　　　　　　　　　　　　（　　）

    A. 延髓　　　　　　　　　　　　　　　B. 脑桥

    C. 中脑　　　　　　　　　　　　　　　D. 视前区—下丘脑前部

    E. 脊髓

24. 多数发热的发病学第一环节是　　　　　　　　　　　　　（　　）

    A. 发热激活物的作用　　　　　　　　　B. 皮肤血管收缩

    C. 骨骼肌紧张寒战　　　　　　　　　　D. 体温调定点上移

    E. 内生致热原的作用

25. 体温每升高 1℃,心率增加 （ ）

    A. 5 次/min   B. 18 次/min

    C. 20 次/min   D. 30 次/min

    E. 40 次/min

26. 发热时体温每升高 1℃,基础代谢率一般提高 （ ）

    A. 3%   B. 13%

    C. 23%   D. 33%

    E. 43%

27. 热型是根据下述哪项决定的 （ ）

    A. 体温的高低   B. 体温的上升速度

    C. 体温的持续时间   D. 体温的曲线形态

    E. 体温的波动幅度

28. 体温上升期时皮肤出现"鸡皮疙瘩"是由于 （ ）

    A. 皮肤血管收缩   B. 皮肤血管扩张

    C. 竖毛肌收缩   D. 竖毛肌舒张

    E. 寒战中枢兴奋

29. 小儿高热易发生热惊厥是因为 （ ）

    A. 护理不周

    B. 中枢神经系统尚未发育成熟

    C. 大脑皮质处于兴奋,皮质下中枢兴奋性减弱

    D. 大脑皮质处于兴奋,皮质下中枢兴奋性增强

    E. 大脑皮质处于抑制,皮质下中枢亦受抑制

30. 发热时糖代谢变化为 （ ）

    A. 糖原分解增多,糖异生增强,血糖升高,乳酸增多

    B. 糖原分解增多,糖异生减少,血糖升高,乳酸减少

    C. 糖原分解减少,糖异生减少,血糖降低,乳酸增多

    D. 糖原分解减少,糖异生增加,血糖降低,乳酸减少

    E. 糖原分解增多,糖异生减少,血糖升高,乳酸增多

B 型题

    A. 淋巴因子   B. 内毒素

    C. 抗原抗体复合物   D. 内生致热原

    E. 本胆烷醇酮

1. 变态反应引起发热的原因是 （ ）

2. 恶性肿瘤引起发热的原因 （ ）

3. 周期性发热的原因 （ ）

    A. 血液温度高于体温调定点,体温不断升高

    B. 血液温度低于体温调定点,体温不断升高

    C. 血液温度等于体温调定点,体温不再升高

    D. 血液温度高于体温调定点,体温开始回降

E. 血液温度低于体温调定点,体温开始回降

4. 高热持续期 （ ）

5. 体温下降期 （ ）

6. 体温上升期 （ ）

    A. 内毒素   B. 抗原抗体复合物

    C. 内生致热原   D. 外毒素

    E. cAMP

7. 从家兔腹腔渗出白细胞中提出的致热原是 （ ）

8. 荨麻疹引起发热的原因是 （ ）

9. 革兰阴性细菌细胞壁的构成成分中有 （ ）

10. 葡萄球菌感染引起的发热 （ ）

C 型题

    A. 发热   B. 过热

    C. 两者均有   D. 两者均无

1. 甲状腺功能亢进可导致 （ ）

2. 流行性感冒可导致 （ ）

    A. 干扰素   B. 前列腺素 E

    C. 两者均有   D. 两者均无

3. 中枢发热介质为 （ ）

4. 内生致热原为 （ ）

    A. 调节性体温升高   B. 被动性体温升高

    C. 两者均有   D. 两者均无

5. 病理性体温升高属于 （ ）

6. 大叶性肺炎时可有 （ ）

7. 中暑时可有 （ ）

8. 剧烈运动时可有 （ ）

    A. 致热性   B. 抗肿瘤性

    C. 两者均有   D. 两者均无

9. 内毒素有 （ ）

10. 肿瘤坏死因子有 （ ）

11. 干扰素 （ ）

X 型题

1. 下列哪些情况引起的体温升高属于发热 （ ）

    A. 细菌感染   B. 恶性肿瘤

    C. 中暑   D. 大面积烧伤

2. 机体的发热激活物是 （ ）

    A. 细菌   B. 病毒

    C. 内皮素   D. 抗原抗体复合物

3. 细菌性致热原是指　　　　　　　　　　　　　　　　　　　　　（　　）

    A. 干扰素　　　　　　　　　　　　　　B. 外毒素

    C. 内毒素　　　　　　　　　　　　　　D. 内皮素

4. 发热退热期的特点是　　　　　　　　　　　　　　　　　　　　　（　　）

    A. 自觉酷热　　　　　　　　　　　　　B. 皮肤血管扩张

    C. 汗腺分泌增多　　　　　　　　　　　D. 竖毛肌收缩

5. 中枢的发热介质有　　　　　　　　　　　　　　　　　　　　　　（　　）

    A. 前列腺素 E　　　　　　　　　　　　B. Na^+/Ca^{2+} 比值

    C. cGMP　　　　　　　　　　　　　　D. cAMP

6. 发热发病学的基本环节有　　　　　　　　　　　　　　　　　　　（　　）

    A. 发热激活物质的作用　　　　　　　　B. 内生致热原的作用

    C. 中枢介质引起调定点的上移　　　　　D. 散热降低,产热增加

7. 发热时机体代谢的变化为　　　　　　　　　　　　　　　　　　　（　　）

    A. 蛋白质分解↑　　　　　　　　　　　B. 肝糖原分解↑

    C. 肌糖原合成↑　　　　　　　　　　　D. 脂肪的分解↑

8. 发热时机体代谢变化有　　　　　　　　　　　　　　　　　　　　（　　）

    A. 排尿减少,水钠潴留　　　　　　　　B. 高渗性脱水

    C. 代谢性酸中毒　　　　　　　　　　　D. 血钾与尿钾降低

9. 发热时心率加快的主要机制是　　　　　　　　　　　　　　　　　（　　）

    A. 心搏出量增加　　　　　　　　　　　B. 代谢加强

    C. 代谢性酸中毒　　　　　　　　　　　D. 血温升高对起搏点的刺激作用

10. 下列哪些情况应及时解热　　　　　　　　　　　　　　　　　　　（　　）

    A. 体温＞40℃　　　　　　　　　　　　B. 心肌大面积梗死

    C. 妊娠妇女　　　　　　　　　　　　　D. 发热小儿出现惊厥

【答案】

A 型题

   1. D　2. D　3. D　4. D　5. E　6. C　7. B　8. C　9. A　10. D　11. B　12. B　13. B　14. A　15. B
16. D　17. B　18. B　19. A　20. C　21. C　22. D　23. D　24. A　25. B　26. B　27. D　28. C　29. B　30. A

B 型题

   1. C　2. D　3. E　4. C　5. D　6. B　7. C　8. B　9. A　10. D

C 型题

   1. B　2. A　3. B　4. A　5. C　6. A　7. B　8. D　9. A　10. C　11. C

X 型题

   1. ABD　2. ABD　3. BC　4. ABC　5. ABD　6. ABCD　7. ABD　8. ABC　9. BD　10. ABCD

二、名词解释

1. fever

【答案】　由于致热原的作用使体温调定点上移而引起调节性体温升高(超过 0.5℃)时,称

之为发热。

2.过热

【答案】　由于体温调节障碍,或散热障碍及产热器官功能异常等原因,调定点并未发生移动,只是体温调节机构不能将体温控制在与调定点相适应的水平上,而引起的被动性体温升高。

3.发热激活物

【答案】　作用于机体,激活产内生致热原细胞产生和释放内生致热原的物质。

4.endogenous pyrogen

【答案】　产 EP 细胞在发热激活物的作用下,产生和释放的能引起体温升高的物质,称之为内生致热原。

5.发热中枢介质

【答案】　EP 作用于体温调节中枢,引起某些介质的释放,从而引起体温调定点上移,这些介质称为发热中枢介质。可分为两类:正调节介质和负调节介质。

6.热惊厥

【答案】　婴幼儿发生高热,尤其是体温上升很快时,可引起全身或局部抽搐。可能与小儿中枢神经系统发育尚未成熟有关。

三、简答题

1.体温升高就是发热吗? 为什么?

【答题要点】　体温升高并不都是发热。体温上升只有超过 0.5℃才有可能成为发热。但体温升高超过正常值 0.5℃,除发热外还可见于过热和生理性体温升高。发热是指由于致热原的作用使体温调定点上移而引起的调节性体温升高;而过热是指由于体温调节障碍导致机体产热与散热失平衡而引起的被动性体温升高;生理性体温升高是指在生理条件下,例如月经前期或剧烈运动后出现的体温升高超过正常值 0.5℃。这后两种体温升高从本质上不同于发热。

2.发热与过热有何异同?

【答题要点】　发热与过热的相同点为:① 两者均为病理性体温升高;②体温均高于正常值 0.5℃。发热与过热的不同点为:①发热是由发热激活物经内生致热原引起的体温调节中枢的调定点上移,而过热是由产热、散热障碍或体温调节障碍,下丘脑体温调定点并未上移;②发热时体温升高不会超过体温调定点水平,而过热时体温升高的程度可超过体温调定点水平;③从体温升高机制来说,发热是主动性体温升高,而过热是由于体温调节障碍引起的被动性体温升高。

3.为什么发热时机体体温不会无限制上升?

【答题要点】　在体温上升的同时,负调节中枢也被激活,产生负调节介质,进而限制调定点的上移和体温的升高。正负调节相互作用的结果决定体温上升的水平。因而发热时体温很少超过 41℃,这是机体的自我保护功能和自稳调节机制作用的结果,具有重要的生物学意义。

4.EP 怎样进入脑内到达体温调节中枢引起发热?

【答题要点】　①EP 通过血脑屏障转运入脑;②EP 通过终板血管器作用于体温调节中枢;③EP通过迷走神经向体温调节中枢传递发热信号。

5. 简述对发热患者的处理原则。

【答题要点】 ①治疗原发病;②一般性发热的处理:对于不过高的发热(体温<40℃)又不伴有其他严重疾病者,可不急于解热。③对于发热能够加重病情或促进疾病的发生发展、或威胁生命的那些病例,应不失时机地及时解热,如高热(>40℃)病例、心脏病患者、妊娠期妇女。

四、论述题

1. 发热的基本发病环节。

【答题要点】 发热时,发热激活物作用于产 EP 细胞,引起 EP 的产生和释放,EP 再经血液循环到达颅内,在 POAH 或 OVLT 附近,引起中枢发热介质的释放,后者相继作用于相应的神经元,使调定点上移。由于调定点高于中心温度,体温调节中枢乃对产热和散热进行调整,从而把体温升高到与调定点相适应的水平。在体温上升的同时,负调节中枢也被激活,产生负调节介质,进而限制调定点的上移和体温的上升。正负调节相互作用的结果决定体温上升的水平。

2. 体温上升期有哪些主要的临床特点?为什么会出现这些表现?

【答题要点】 主要的临床表现是畏寒、皮肤苍白,严重者出现寒战和鸡皮疙瘩。由于皮肤血管收缩、血流减少,表现为皮肤苍白。因皮肤血流减少,皮温下降刺激冷感受器,信息传入中枢而有畏寒感觉。鸡皮疙瘩是经交感神经传出的冲动引起皮肤立毛肌收缩所致。寒战是骨骼肌不随意的节律性收缩,是由寒战中枢的兴奋引起,此中枢位于下丘脑后部,靠近第三脑室壁,正常时被来自于 POAH 的热敏神经元的神经冲动所抑制,当 POAH 受冷刺激时,这种抑制被解除,随即发生寒战。

3. 试述高热稽留期的体温变化及其机制。

【答题要点】 当体温调节到与新的调定点水平相适应的高度,就波动于较高水平上,这段时期就称为高温持续期,也称为高峰期或高热稽留期。此期患者自觉酷热,皮肤发红、干燥。患者的中心体温已达到或略高于体温调定点新水平,故下丘脑不再发出引起"冷反应"的冲动。皮肤血管由收缩转为舒张,浅层血管舒张使皮肤血流增多,因而皮肤发红,散热增加。因温度较高的血液灌注使皮温升高,热感受器将信息传入中枢而使患者有酷热感。高热时水分经皮肤蒸发较多,因而,皮肤和口舌干燥。

4. 试述体温下降期的体温变化及其机制。

【答题要点】 此期机体的体温开始下降。机体经历了高温持续期后,由于激活物、EP 及发热介质的消除,体温调节中枢的调定点返回到正常水平。由于血液温度高于调定点的阈值,故热敏神经元的放电增强,使散热增加,患者皮肤血管扩张,汗腺分泌增加,由于冷敏神经元活动受抑制而使产热减少,体温开始下降,逐渐恢复到正常调定点相适应的水平。

5. 发热时机体有哪些主要生理功能改变?其机制如何?

【答题要点】 ① 中枢神经系统功能改变:发热使神经系统兴奋性增高,特别是高热(40~41℃)时,患者可能出现烦躁、谵妄、幻觉。有些患者出现头痛。小儿高热易引起热惊厥。有些高热患者神经系统可处于抑制状态出现淡漠、嗜睡等。② 循环系统功能改变:发热时心率加快,心率加快主要是由于热血对窦房结的刺激所致。另外,代谢加强,耗 O_2 量和

CO_2 生成量增加也是影响因素之一。在寒战期间,心率加快和外周血管的收缩,可使血压轻度升高;高温持续期和退热期因外周血管舒张,血压可轻度下降。少数患者可因大汗而致虚脱,甚至循环衰竭。③ 呼吸功能改变:发热时血温升高可刺激呼吸中枢并提高呼吸中枢对 CO_2 的敏感性,再加上代谢加强、CO_2 生成增多,共同促使呼吸加快加强,从而有更多的热量从呼吸道散发。④ 消化功能改变:发热时消化液分泌减少,各种消化酶活性降低,因而产生食欲减退、口腔黏膜干燥、腹胀、便秘等临床征象。这些可能与交感神经兴奋、副交感神经抑制以及水分蒸发较多有关。

6. 发热时机体心血管系统功能有哪些变化?

【答题要点】　体温每升高1℃,心率增加18 次/min。这是血温增高刺激窦房结及交感—肾上腺髓质系统的结果。心率加快可增加每分心输出量,是增加组织血液供应的代偿性效应,但对心肌劳损或有潜在性病变的患者,则因加重心肌负担而诱发心力衰竭。寒战期动脉血压可轻度上升,是外周血管收缩,阻力增加,心率加快,使心输出量增加的结果。在高峰期由于外周血管舒张,动脉血压轻度下降。但体温骤降可因大汗而失液,严重者可发生失液性休克。

（倪世客）

第七章　细胞信号转导异常与疾病

一、选择题

A 型题

1. 下列关于细胞信号转导的叙述哪项是**错误**的　　　　　　　　　　　　　　　（　　）
   A. 机体所有生命活动都是在细胞信号转导和调控下进行的
   B. 细胞通过受体感受胞外信息分子的刺激,经细胞内信号转导系统的转换而影响生物学功能
   C. 水溶性信息分子需要与膜受体结合,才能启动细胞信号转导过程
   D. 脂溶性信息分子需与胞外或核受体结合,启动细胞信号转导过程
   E. G 蛋白介导的细胞信号转导途径中,其配体以生长因子为代表

2. 迄今发现的最大受体超家族是　　　　　　　　　　　　　　　　　　　　　（　　）
   A. GPCR 超家族　　　　　　　　　　　　B. 细胞因子受体超家族
   C. 酪氨酸蛋白激酶型受体家族　　　　　　D. 离子通道型受体家族
   E. PSTK 型受体家族

3. 调节细胞增殖与肥大最主要的途径是　　　　　　　　　　　　　　　　　　（　　）
   A. DAG-PKC 途径　　　　　　　　　　　B. 受体酪氨酸蛋白激酶途径
   C. 腺苷酸环化酶途径　　　　　　　　　　D. 非受体酪氨酸蛋白激酶途径
   E. 鸟氨酸环化酶途径

4. 下列关于家族性高胆固醇血症的说法**不正确**的是　　　　　　　　　　　　（　　）
   A. 是一种遗传性受体病　　　　　　　　　B. 由基因突变引起的 LDL 受体缺陷症
   C. 患者血浆 LDL 含量异常升高　　　　　　D. 患者血浆 HDL 含量异常升高
   E. 易出现动脉粥样硬化

5. 下列关于家族性肾性尿崩症的说法**不正确**的是　　　　　　　　　　　　（　　）
   A. 由遗传性 ADH 受体及受体后信息传递异常所致
   B. 属性染色体连锁遗传或常染色体遗传
   C. 基因突变使 ADH 受体合成增多
   D. 患者口渴、多饮、多尿等临床特征
   E. 血中 ADH 水平升高

6. 重症肌无力的主要信号转导障碍是　　　　　　　　　　　　　　　　　　（　　）
   A. Ach 分泌减少　　　　　　　　　　　B. 体内产生抗 N-Ach 受体的抗体

  C. Na^+ 通道障碍
  D. 抗体与 N-Ach 受体结合

  E. Ach 与其受体结合障碍

7. 桥本病(慢性淋巴细胞性甲状腺炎)的主要信号转导障碍是 （ ）

  A. 促甲状腺素分泌减少
  B. 促甲状腺素受体下调或减敏

  C. Gs 含量减少
  D. 刺激性 TSH 受体抗体与受体结合

  E. 阻断性 TSH 受体抗体与受体结合

8. 霍乱毒素干扰细胞内信号转导过程的关键环节是 （ ）

  A. 促进 Gs 与受体结合
  B. 刺激 Gs 生成

  C. 使 $Gs\alpha$ 处于不可逆激活状态
  D. 使 $Gs\alpha$ 处于不可逆失活状态

  E. cAMP 生成增加

9. 激素抵抗综合征是由于 （ ）

  A. 激素合成障碍
  B. 体内产生了拮抗相关激素的物质

  C. 靶细胞对激素反应性降低
  D. 靶细胞对激素反应性过高

  E. 激素的分解增强

10. 肢端肥大症的信号转导异常的关键环节是 （ ）

  A. 生长激素释放激素分泌过多
  B. 生长抑素分泌减少

  C. Gi 过度激活
  D. $Gs\alpha$ 过度激活

  E. cAMP 生成过多

11. 下列有关酪氨酸蛋白激酶介导的细胞信号转导描述,哪项是**错误**的 （ ）

  A. 酪氨酸蛋白激酶介导的细胞信号转导分受体和非受体两种途径

  B. 激活的 Ras 能活化 Raf,进而激活 MEK

  C. EGF、PDGF 等生长因子可通过受体酪氨酸蛋白激酶途径影响细胞的生长、分化

  D. 白介素、干扰素可通过受体酪氨酸蛋白激酶途径影响细胞的生物学功能

  E. 受体酪氨酸蛋白激酶家族共同特征是受体胞内区含有 TPK,配体以生长因子为代表

12. 下列哪种物质未参与酪氨酸蛋白激酶介导的细胞信号转导 （ ）

  A. ERK
  B. PI3K

  C. STAT
  D. PLCγ

  E. NO

13. 与细胞生长、分化、凋亡密切相关的信号转导途径中的关键物质是 （ ）

  A. cAMP
  B. MAPK

  C. IP3
  D. Ca^{2+}

  E. PKC

14. 糖皮质激素、盐皮质激素、性激素等通过以下哪种途径发挥它们的生物学效应 （ ）

  A. 受体 TPK 途径
  B. 非受体 TPK 途径

  C. 核受体途径
  D. 鸟苷酸环化酶途径

  E. 腺苷酸环化酶途径

15. 受体异常参与了以下哪种疾病的发病 （ ）

  A. 肢端肥大症
  B. 重症肌无力

  C. 假性甲状旁腺功能减退症
  D. 霍乱

  E. 巨人症

16. G 蛋白异常参与了以下哪种疾病的发病 （　）
    A. 家族性高胆固醇血症　　　　　　　　B. 重症肌无力
    C. 假性甲状旁腺功能减退症　　　　　　D. 甲状腺素抵抗综合征
    E. 自身免疫性甲状腺病

17. 表皮生长因子通过以下哪条途径影响细胞信号转导 （　）
    A. 腺苷酸环化酶途径　　　　　　　　　B. DG-PKC 途径
    C. JAK-STAT　　　　　　　　　　　　D. 鸟苷酸环化酶途径
    E. 受体 TPK 途径

18. 下列有关 G 蛋白介导的细胞信号转导描述,哪项是正确的 （　）
    A. IP3、Ca^{2+}、cGMP 均可作为第二信使参与 G 蛋白介导的细胞信号转导
    B. G 蛋白被激活时,GDP 被 GTP 所取代
    C. Gi 激活后能增加腺苷酸环化酶的活性
    D. G 蛋白被激活时 GTP-Gα 和 Gβγ 结合
    E. G 蛋白均由 α、β、γ 三个亚单位组成

19. 内皮素通过下列哪种信号转导途径发挥生物学作用 （　）
    A. 鸟苷酸环化酶途径　　　　　　　　　B. 腺苷酸环化酶途径
    C. 受体酪氨酸蛋白激酶途径　　　　　　D. 非受体酪氨酸蛋白激酶途径
    E. IP3-Ca^{2+}-钙调蛋白激酶途径

20. Graves 和桥本病的临床特征差异的分子基础是 （　）
    A. TSH 受体的数量不同　　　　　　　　B. TSH 受体的结构不同
    C. TSH 受体结合部位不同　　　　　　　D. TSH 受体的敏感性不同
    E. TSH 受体的激活物不同

B 型题

    A. 遗传性受体病　　　　　　　　　　　B. 自身免疫性受体病
    C. 多个环节信号转导异常　　　　　　　D. G 蛋白异常
    E. 核受体异常

1. 家族性肾性尿崩症属于 （　）
2. 肿瘤属于 （　）
3. 重症肌无力属于 （　）
4. 霍乱属于 （　）
5. 巨人症属于 （　）

    A. SH2 区　　　　　　　　　　　　　　B. 非受体酪氨酸蛋白激酶
    C. Gq　　　　　　　　　　　　　　　　D. 受体酪氨酸蛋白激酶
    E. PKA

6. 介导白介素信号转导的是 （　）
7. 可识别磷酸化酪氨酸位点的蛋白质的结构特征是含有 （　）
8. 可被 α₁ 肾上腺素能受体直接激活的信号转导分子是 （　）
9. cAMP 激活的是 （　）
10. 血小板源生长因子激活的是 （　）

C 型题

A. G_α 上的 GTP 酶水解 GTP　　　　B. G_α 上的 GDP 为 GTP 所取代

C. 两者均有　　　　　　　　　　　　D. 两者均无

1. G 蛋白激活的关键步骤是　　　　　　　　　　　　　　　　　　（　　）

2. G 蛋白介导的信号转导终止的步骤是　　　　　　　　　　　　　（　　）

3. 腺苷酸环化酶激活的前提条件是　　　　　　　　　　　　　　　（　　）

4. MAPK 激活的条件是　　　　　　　　　　　　　　　　　　　　（　　）

A. β 肾上腺素能受体　　　　　　　　B. 胰高血糖素受体

C. 两者均有　　　　　　　　　　　　D. 两者均无

5. 与 Gs 耦联的受体是　　　　　　　　　　　　　　　　　　　　（　　）

6. 与 Gi 耦联的受体是　　　　　　　　　　　　　　　　　　　　（　　）

A. 受体异常　　　　　　　　　　　　B. 受体后信号转导异常

C. 两者均有　　　　　　　　　　　　D. 两者均无

7. 重症肌无力是由于　　　　　　　　　　　　　　　　　　　　　（　　）

8. 非胰岛素依赖性糖尿病可发生　　　　　　　　　　　　　　　　（　　）

9. 肿瘤可见　　　　　　　　　　　　　　　　　　　　　　　　　（　　）

10. 信号转导治疗可针对　　　　　　　　　　　　　　　　　　　　（　　）

X 型题

1. 下列哪些信息分子可成为 GPCR 的配体　　　　　　　　　　　　（　　）

A. 去甲肾上腺素　　　　　　　　　　B. ADH

C. 雌激素　　　　　　　　　　　　　D. β-肾上腺受体阻断剂

2. 下列关于细胞信号转导系统中受体调节的叙述，哪些是正确的　　（　　）

A. 受体数量的调节包括增敏和减敏

B. 在高浓度激动剂长时间作用下，膜受体可发生内化降解使受体数量减少

C. 受体磷酸化—脱磷酸化是调节受体亲和力和活性的重要方式

D. 当体内某种激素/配体剧烈变化时，受体通过减敏或高敏可缓冲激素/配体的变动，减少
有可能导致的代谢紊乱和对细胞的损害

3. 下列哪些原因可引起激素抵抗综合征　　　　　　　　　　　　　（　　）

A. 受体数量减少

B. 受体亲和力增加

C. 受体阻断型抗体的作用

D. 受体功能缺陷及受体后信号转导蛋白的缺陷

4. 下列哪些疾病与信号转导的多个环节异常有关　　　　　　　　　（　　）

A. 肿瘤　　　　　　　　　　　　　　B. 霍乱

C. 重症肌无力　　　　　　　　　　　D. 高血压心肌肥厚

5. 下列哪些因素可促进肿瘤的发生　　　　　　　　　　　　　　　（　　）

A. 生长因子产生过多

B. 某些生长因子受体表达异常增多

C. RTK 的组成型激活突变

D. TGFβⅡ型受体突变及 Smad4 的失活、突变或缺失

6. 下列关于高血压心肌肥厚的叙述正确的是 （　）

　　A. 高血压时心肌肥厚的发生和发展与心肌细胞受到过度的牵拉刺激、神经内分泌系统的激活和一些局部体液因子合成分泌增多有关

　　B. 过多的牵拉刺激可通过激活 PLC-PKC 通路促进基因的表达和刺激心肌细胞的增殖

　　C. 肾上腺素、内皮素等化学信号可激活 MAPK 家族信号通路促进心肌细胞的增殖

　　D. 牵拉信号和化学信号还能通过激活心肌细胞中 PI-3K 通路和 JAK-STAT 通路促进心肌细胞增殖

7. 参与高血压心肌肥厚的信号转导途径有 （　）

　　A. PLC-PKC 途径　　　　　　　　　　　B. PI-3K 途径

　　C. Ras 蛋白激活 MAPK 途径　　　　　　D. JAK-STAT 途径

8. 与 Gs 耦联的受体是 （　）

　　A. β 肾上腺素能受体　　　　　　　　　B. 胰高血糖素受体

　　C. α_2 肾上腺素能受体　　　　　　　　D. M_2 胆碱能受体

9. LDL 受体突变的类型有 （　）

　　A. 受体合成障碍　　　　　　　　　　　B. 受体转运障碍

　　C. 受体与配体结合障碍　　　　　　　　D. 受体内吞缺陷

10. 促甲状腺素（TSH）激活的 G 蛋白是 （　）

　　A. Gs　　　　　　　　　　　　　　　　B. Gi

　　C. Gq　　　　　　　　　　　　　　　　D. G_{12}

【答案】

A 型题

　　1. E　2. A　3. B　4. D　5. C　6. B　7. E　8. C　9. C　10. D　11. D　12. E　13. B　14. C　15. B　16. C　17. E　18. B　19. E　20. C

B 型题

　　1. A　2. C　3. B　4. D　5. D　6. B　7. A　8. C　9. E　10. D

C 型题

　　1. B　2. A　3. B　4. D　5. C　6. D　7. A　8. C　9. C　10. C

X 型题

　　1. ABD　2. BCD　3. ACD　4. AD　5. ABCD　6. ABCD　7. ABCD　8. AB　9. ABCD　10. AC

二、名词解释

1. cellular signal transduction

【答案】　通过受体感受信息分子的刺激，再经复杂的信号转导系统的转换，从而影响细胞生物学功能的过程称为细胞信号转导。

2. 受体减敏

【答案】　由于受体结构或调节功能的变化，使靶细胞对配体的反应性减弱或消失。

3. 受体下调

【答案】 由于受体数量减少使靶细胞对配体刺激的反应减弱或消失。

4. 激素抵抗综合征

【答案】 由于受体数量减少、亲和力降低、受体阻断型抗体的作用、受体功能所需的协同因子或辅助因子缺陷,受体功能缺陷及受体后信号转导蛋白的缺陷,使特定信号转导过程减弱或中断,靶细胞对该信号的敏感性降低或丧失,进而造成与这种信号转导相关的细胞代谢和功能障碍,并由此引起疾病。

5. 遗传性受体病

【答案】 由于编码受体的基因突变使受体缺失、减少或结构异常而引起的遗传性疾病。

三、简答题

1. G 蛋白介导的细胞信号转导有哪些途径?

【答题要点】 ①腺苷酸环化酶途径:GPCR→Gs→AC↑→cAMP↑→PKA↑→靶蛋白磷酸化↑;GPCR→Gi→AC↓→cAMP↓→PKA↓→靶蛋白磷酸化↓;②磷脂酶 C 途径:IP3-Ca^{2+}—钙调蛋白激酶途径;DAG-PKC 途径。

2. 酪氨酸蛋白激酶介导的细胞信号转导有哪些途径?

【答题要点】 ①受体酪氨酸蛋白激酶(RTPK)信号转导途径:经 Ras 蛋白激活丝裂原活化蛋白激酶(MAPK)、经磷脂酶 Cγ 激活蛋白激酶 C(PKC)、激活磷脂酰肌醇 3 激酶(PI3K);②非受体酪氨酸蛋白激酶信号转导途径。

3. 何谓受体异常症?受体异常可有哪些表现?

【答题要点】 因受体的数量、结构或调节功能变化,使受体不能正常介导配体在靶细胞中应有的效应所引起的疾病称为受体异常症。按其功能状态可以分为:①功能丧失性改变;②功能增强性改变。

4. 简述类固醇激素受体家族信号转导途径。

【答题要点】 类固醇激素受体(除雌激素受体位于核内)位于胞浆,未与配体结合前与热休克蛋白(HSP)结合存在,处于非活化状态。配体与受体的结合使 HSP 与受体解离,暴露DNA 结合区。激活的受体二聚化并转移入核,与 DNA 上的激素反应元件相结合或与其他转录因子相互作用,增强或抑制靶基因转录。

5. 非胰岛素依赖型糖尿病胰岛素受体有何异常?

【答题要点】 ①遗传性胰岛素受体异常:因基因突变所致;②自身免疫性胰岛素受体异常:血液中存在抗胰岛素受体的自身抗体;③继发性胰岛素受体异常:高胰岛素血症使胰岛素受体继发性下调,引起胰岛素抵抗综合征。

四、论述题

1. 试述 Graves 病与桥本病的发病机制的异同。

【答题要点】 两种疾病均属自身免疫性甲状腺病,相同点是由于血液中存在多种抗甲状腺激素受体的自身抗体引起甲状腺功能改变。但由于自身抗体的性质不同,患者的临床表现各异。Graves 病血液中存在刺激性 TSH 受体抗体,抗体与 TSH 受体结合能模拟 TSH 的作用,通过激活的信号转导通路促进甲状腺素分泌和甲状腺腺体生长,故表现出甲状腺功能亢进和甲状腺肿大。桥本病血液中存在的是阻断性 TSH 受体抗体,抗体与 TSH 受体的结合减少了 TSH 与受体的结合,减弱或消除了 TSH 的作用,从而抑制甲状腺素分泌造成甲状腺功能减退。

2. 试述霍乱的信号转导异常。

【答题要点】 霍乱是由霍乱弧菌引起的烈性肠道传染病。霍乱弧菌通过分泌活性极强的外毒素－霍乱毒素干扰细胞内信号转导过程。霍乱毒素选择性催化 Gsa 亚基精氨酸[201]核糖化,使 Gsa 的 GTP 酶活性丧失,使 GTP 不能水解成 GDP,造成 Gsa 处于不可逆性激活状态,不断刺激 AC 生成 cAMP,胞浆中的 cAMP 含量大量增加,导致小肠上皮细胞膜蛋白构型改变,大量氯离子和水分子持续转运入肠腔,引起严重的腹泻和脱水,患者可因循环衰竭而死亡。

3. 试述 G 蛋白介导的细胞信号转导异常在肢端肥大症和巨人症发病中的作用。

【答题要点】 生长激素(GH)是腺垂体分泌的多肽激素,其功能是促进机体生长。GH 的分泌受丘脑下部 GH 释放激素(GHRH)和生长抑素的调节,GHRH 与垂体细胞上的受体结合后经激活 Gs,导致 AC 活性升高和 cAMP 积聚,促进腺垂体分泌 GH。当编码 Gsα 的基因点突变,抑制了 GTP 酶活性,使 Gsα 处于持续激活状态,AC 活性升高,cAMP 含量增加,垂体细胞生长和分泌功能活跃。GH 分泌增多可刺激骨骼过度生长,在成人引起肢端肥大症,在儿童引起巨人症。

4. 以高血压导致心肌肥厚为例,说明信号转导在疾病发展中的作用。

【答题要点】 高血压时心肌肥厚的发生和发展涉及牵拉刺激、激素信号、局部体液因子等多种促心肌肥厚的信号,这些信号可激活以下信号转导通路:①激活 PLC-PKC 通路;②激活 MAPK 家族的信号通路;③使细胞内 Na^+、Ca^{2+} 等阳离子浓度增高;④激活心肌细胞中 PI-3K 通路和 JAK-STAT 通路。

5. 试述导致肿瘤细胞过度增殖的信号转导异常。

【答题要点】 肿瘤细胞信号转导的改变是多成分、多环节的。(1)促细胞增殖的信号转导过强:①生长因子产生增多;②受体的改变:a. 某些生长因子受体异常增多:其表达量与肿瘤的生长速度密切相关;b. 突变使受体组成型激活:使受体处于配体非依赖性的持续激活状态,持续刺激细胞的增殖转化;c. 细胞内信号转导蛋白的改变:如小 G 蛋白 Ras 的 12 位甘氨酸、13 位甘氨酸或 61 位谷氨酰胺为其他氨基酸所取代,导致 GTP 酶活性下降,Ras 蛋白持续活化,导致促增殖信号增强而发生肿瘤。(2)抑制细胞增殖的信号转导过弱 由于生长抑制因子受体的减少、丧失以及受体后的信号转导通路异常,使细胞的生长负调控机制减弱或丧失。

(金可可)

第八章　细胞凋亡与疾病

一、选择题

A 型题

1. 关于细胞凋亡下列说法哪项**不正确**　　　　　　　　　　（　　）

   A. 细胞凋亡是由内外因素触发预存的死亡程序的过程

   B. 其生化特点是有新的蛋白质合成

   C. 其形态学变化是细胞结构的全面溶解

   D. 凋亡过程受基因调控

   E. 细胞凋亡也是一生理过程

2. 清除体内受损、突变、衰老细胞的主要方式是　　　　　　（　　）

   A. 细胞坏死　　　　　　　　　　　B. 细胞凋亡

   C. 肝脏处理　　　　　　　　　　　D. 免疫调理

   E. 肾脏排出

3. 凋亡细胞的清除是指已经凋亡的细胞　　　　　　　　　　（　　）

   A. 经肾脏排出体外　　　　　　　　B. 经肝脏灭活

   C. 经水合酶水解　　　　　　　　　D. 被邻近的吞噬细胞吞噬

   E. 以上都不是

4. 生理状况下,通过细胞凋亡被机体清除的细胞可达　　　　（　　）

   A. 每秒钟数百个　　　　　　　　　B. 每分钟数万个

   C. 每秒钟数百万个　　　　　　　　D. 每分钟数百个

   E. 每秒钟 30～80 个

5. 细胞凋亡的主要执行者是　　　　　　　　　　　　　　　（　　）

   A. 溶酶体酶　　　　　　　　　　　B. 核酸内切酶

   C. 巨噬细胞　　　　　　　　　　　D. 蛋白激酶 C

   E. 干扰素

6. 凋亡细胞特征性的形态学改变是　　　　　　　　　　　　（　　）

   A. 溶酶体破裂　　　　　　　　　　B. 染色质边集

   C. 形成凋亡小体　　　　　　　　　D. 线粒体嵴消失

   E. 细胞肿胀

7. 细胞凋亡的关键性结局是 （　）

 A. DNA 片段断裂   B. 核酸内切酶激活

 C. 凋亡蛋白酶激活   D. ATP 生成减少

 E. Ca^{2+} 内流增加

8. 凋亡蛋白酶的主要作用是 （　）

 A. 执行染色质 DNA 的切割任务   B. 激活内源性核酸内切酶

 C. 抑制细胞生长因子   D. 灭活细胞凋亡的抑制物

 E. 以上都是

9. 细胞凋亡常见的诱导因素下列哪项**不正确** （　）

 A. 神经生长因子不足   B. 抗癌药物

 C. 电离辐射   D. 生理剂量的 ACTH

 E. HIV 感染

10. 下列哪项**不是**细胞凋亡信号转导的特点 （　）

 A. 多样性   B. 耦联性

 C. 同一性   D. 持久性

 E. 多途性

11. TNFα 通过何种途径诱导细胞凋亡 （　）

 A. 神经酰胺途径   B. Ca^{2+} 信号系统

 C. CAMP/蛋白激酶系统   D. PLC/蛋白激酶 C 系统

 E. 以上都是

12. 促进细胞凋亡的基因有 （　）

 A. P53   B. ICE

 C. Bax   D. Fas

 E. 以上都是

13. 细胞凋亡的双向调控基因是 （　）

 A. P53   B. Bcl-x

 C. CIP   D. EIB

 E. ICE

14. 关于 Bcl-2 抗凋亡的主要机制,下列哪项**不正确** （　）

 A. 抗氧化   B. 抑制线粒体释放促凋亡蛋白质

 C. 降低线粒体跨膜电位   D. 抑制促凋亡调节蛋白的细胞毒作用

 E. 抑制 caspases 激活

15. 关于 p53 基因下列哪项说法**不正确** （　）

 A. p53 基因突变后可促进细胞凋亡

 B. p53 基因编码的蛋白是一种 DNA 结合蛋白

 C. p53 蛋白负责检查 DNA 是否损伤

 D. p53 蛋白可启动 DNA 修复机制

 E. p53 有"分子警察"的美誉

16. 关于 c-myc 下列哪种说法**错误** （　）

 A. c-myc 是一种调节细胞生长的原癌基因

B. c-myc 可诱导细胞增殖

C. c-myc 可诱导细胞凋亡

D. c-myc 蛋白是重要的转录调节因子

E. c-myc 基因表达后,如有细胞因子的支持,则细胞发生凋亡

17. 氧化应激引起的细胞凋亡可能机制**不包括**哪项 ( )

A. 氧自由基引起 DNA 损伤激活 p53 基因

B. 氧自由基引起 DNA 损伤大量消耗 ATP

C. 氧自由基引起 DNA 损伤激活 Bcl-2 基因

D. 氧自由基引起脂质过氧化造成细胞膜损伤

E. 氧自由基损害线粒体内膜,使 $\Delta\psi m$ 下降

18. 细胞凋亡时,Ca^{2+} 的变化是 ( )

A. 胞浆 Ca^{2+} 浓度显著上升   B. 胞浆 Ca^{2+} 浓度明显下降

C. 线粒体内 Ca^{2+} 储存增多   D. 线粒体内膜 Ca^{2+} 泵失活

E. 肌浆网对 Ca^{2+} 的释放减少

19. 细胞浆 Ca^{2+} 显著上升引起细胞凋亡的机制,下列哪项**不正确** ( )

A. 激活核转录因子加速相关基因转录   B. 有利内切酶切割 DNA

C. 参与神经退行性疾病的发病过程   D. 激活需钙蛋白酶

E. 稳定线粒体跨膜电位

20. 关于线粒体通透性转换孔(PTP)下列哪项错误 ( )

A. 凋亡诱导因素可使 PTP 开放   B. $\Delta\psi m$ 下降时 PTP 关闭

C. 其本质是一种蛋白复合物   D. 具有调节线粒体膜通透性的作用

E. PTP 开放使凋亡诱导因子从线粒体释放

21. 关于肿瘤发病机制,下列哪项**错误** ( )

A. 细胞凋亡受抑   B. 细胞增殖过度

C. 肿瘤组织 Bcl-2 基因表达较低   D. P53 基因突变或缺失

E. 细胞存活大于死亡

22. 糖皮质激素作为治疗自身免疫疾病的药物,其主要机制是 ( )

A. 诱导异常存活的自身免疫性 T 细胞凋亡

B. 促进自身抗原的消除

C. 阻断自身抗原抗体反应

D. 彻底消除自身免疫性 T 细胞

E. 以上都不是

23. 与细胞凋亡不足有关的疾病是 ( )

A. 心力衰竭   B. 心肌缺血再灌注损伤

C. 阿尔茨海默病   D. 胰岛素依赖性糖尿病

E. AIDS

24. 与细胞凋亡过度有关的疾病是 ( )

A. 帕金森氏病   B. 慢性甲状腺炎

C. 结肠癌   D. 白血病

E. 肺癌

25. 细胞凋亡不足与过度并存的疾病是 （ ）
    A. 心力衰竭   B. 动脉粥样硬化
    C. AIDS   D. 肝癌
    E. 胰岛素依赖性糖尿病

26. 目前研究表明,AD 造成神经原丧失的主要机制是 （ ）
    A. 细胞坏死   B. 细胞凋亡
    C. 细胞凋亡与坏死并存   D. 乙酰胆碱合成减少
    E. 神经递质分布异常

27. 心衰时诱导细胞凋亡的因素是 （ ）
    A. 氧化应激   B. 压力和容量负荷过重
    C. 缺血缺氧   D. 神经内分泌失调
    E. 以上都是

28. 关于动脉粥样硬化(AS),下列哪项**不正确** （ ）
    A. 血管平滑肌细胞明显凋亡   B. 血管平滑肌细胞明显增生
    C. 血管平滑肌细胞增生幅度小于凋亡   D. 血管内皮细胞凋亡可达 34%
    E. 保护内皮细胞、防止其凋亡具有抗 AS 的作用

29. 防治细胞凋亡方法,下列哪项**不正确** （ ）
    A. 合理利用凋亡相关因素   B. 干预凋亡信号转导
    C. 调节相关基因   D. 促进线粒体跨膜电位的降低
    E. 控制凋亡相关酶学机制

30. 诱导肿瘤细胞凋亡可采取 （ ）
    A. 增加某些细胞生长因子   B. 肿瘤组织局部加热 43℃,30min
    C. 抑制 TNF   D. 增加 Bcl-2 作用
    E. 阻止线粒体跨膜电位下降

B 型题

    A. 主动性细胞死亡   B. 被动性细胞死亡
    C. 严重缺血缺氧   D. 溶酶体相对完整
    E. 局部无炎症反应

1. 细胞凋亡是一种 （ ）
2. 细胞坏死是一种 （ ）
3. 细胞凋亡的形态特点是 （ ）
4. 细胞坏死的诱导因素是 （ ）
    A. 维持内环境稳定   B. 调整酸碱平衡
    C. 形成凋亡小体   D. DNA 片段化断裂
    E. 促进细胞的增殖
5. 细胞凋亡的生化特点是 （ ）
6. 细胞凋亡的生理意义是 （ ）
    A. 凋亡小体   B. 核酸内切酶
    C. DNA 特征性梯状条带   D. 细胞凋亡抑制物

E. 溶酶体破裂

7. 凋亡细胞的特征形态学变化是　　　　　　　　　　　　（　　）

8. 诱导因素经胞内信号转导可激活　　　　　　　　　　　（　　）

9. 凋亡蛋白酶的主要作用是灭活　　　　　　　　　　　　（　　）

   A. Bcl-2　　　　　　　　　　　　　　B. PAF

   C. P53　　　　　　　　　　　　　　　D. c-myc

   E. TXA$_2$

10. 抑制凋亡基因是　　　　　　　　　　　　　　　　　　（　　）

11. 促进凋亡基因是　　　　　　　　　　　　　　　　　　（　　）

12. 双向调节基因是　　　　　　　　　　　　　　　　　　（　　）

   A. 肿瘤　　　　　　　　　　　　　　B. 心力衰竭

   C. 贫血　　　　　　　　　　　　　　D. 动脉粥样硬化

   E. 严重肺部感染

13. 细胞凋亡不足引起的疾病是　　　　　　　　　　　　　（　　）

14. 细胞凋亡过度引起的疾病是　　　　　　　　　　　　　（　　）

15. 细胞凋亡过度与不足共存引起的疾病是　　　　　　　　（　　）

C 型题

   A. 细胞凋亡　　　　　　　　　　　　B. 细胞坏死

   C. 两者均有　　　　　　　　　　　　D. 两者均无

1. 病理性刺激可引起　　　　　　　　　　　　　　　　　（　　）

2. 诱导因素触发细胞死亡程序是指　　　　　　　　　　　（　　）

3. 清除多余的细胞是通过　　　　　　　　　　　　　　　（　　）

   A. Ca^{2+}　　　　　　　　　　　　　B. 神经酰胺

   C. 两者均有　　　　　　　　　　　　D. 两者均无

4. 与细胞凋亡有关的第二信使　　　　　　　　　　　　　（　　）

5. 细胞凋亡的主要执行者是　　　　　　　　　　　　　　（　　）

6. 可激活核酸内切酶的是　　　　　　　　　　　　　　　（　　）

   A. 高温　　　　　　　　　　　　　　B. 病毒感染

   C. 两者均有　　　　　　　　　　　　D. 两者均无

7. 与 AIDS 免疫功能低下有关的是　　　　　　　　　　　（　　）

8. 细胞凋亡诱导因素是　　　　　　　　　　　　　　　　（　　）

   A. DNA 片段化断裂　　　　　　　　　B. 细胞结构蛋白降解

   C. 两者均有　　　　　　　　　　　　D. 两者均无

9. 核酸内切酶的主要作用是　　　　　　　　　　　　　　（　　）

10. 凋亡蛋白酶的主要作用是　　　　　　　　　　　　　（　　）

11. 氧化应激可引起　　　　　　　　　　　　　　　　　（　　）

   A. 激活 Ca^{2+}/Mg^{2+} 依赖性核酸内切酶　　B. 激活 p53 基因

   C. 两者均有　　　　　　　　　　　　D. 两者均无

12. 氧化应激引起细胞凋亡的可能机制是　　　　　　　　（　　）

13. 钙稳态失调引起细胞凋亡的可能机制是 （　　）

    A. 老年性痴呆　　　　　　　　　　B. 心肌梗死

    C. 两者均有　　　　　　　　　　　D. 两者均无

14. 与细胞凋亡过度有关的疾病是 （　　）

15. 与胆碱能神经元凋亡有关的疾病是 （　　）

X 型题

1. 细胞凋亡与坏死的区别是 （　　）

    A. 凋亡时细胞皱缩、细胞器相对完整　　B. 凋亡时有新的蛋白质合成

    C. 凋亡时是耗能的主动过程　　　　D. 凋亡细胞局部有炎症反应

2. 细胞凋亡作为生理过程其意义在于 （　　）

    A. 保证机体正常生长发育　　　　　B. 清除突变和衰老的细胞

    C. 发挥防御功能　　　　　　　　　D. 防止酸碱平衡紊乱

3. 细胞凋亡过程包括 （　　）

    A. 信号转导　　　　　　　　　　　B. 基因激活

    C. 死亡执行　　　　　　　　　　　D. 凋亡细胞清除

4. 与细胞凋亡有关的第二信使物质有 （　　）

    A. Ca^{2+}　　　　　　　　　　　　B. Zn^{2+}

    C. 神经酰胺　　　　　　　　　　　D. cAMP

5. 细胞凋亡的主要执行者是 （　　）

    A. 氧自由基　　　　　　　　　　　B. 核酸内切酶

    C. Caspases　　　　　　　　　　　D. 超氧化物歧化酶

6. 凋亡细胞的形态学改变包括 （　　）

    A. 胞膜空泡化　　　　　　　　　　B. 膜表面芽状突起

    C. 染色质边集　　　　　　　　　　D. 凋亡小体形成

7. 凋亡细胞的生化改变是 （　　）

    A. DNA 片段化断裂　　　　　　　　B. DNA 片段在凝胶电泳中呈梯状条带

    C. Caspases 激活　　　　　　　　　D. 内源性核酸内切酶激活

8. 细胞凋亡的相关因素有 （　　）

    A. 糖皮质激素分泌过多　　　　　　B. 电离辐射、高温、病毒感染

    C. 细胞毒 T 淋巴细胞分泌粒酶　　　D. IL-2（白介素-2）分泌减少

9. 凋亡信号转导系统的特点是 （　　）

    A. 多样性　　　　　　　　　　　　B. 耦联性

    C. 同一性　　　　　　　　　　　　D. 多途性

10. 关于 Bcl-2 下列说法正确的是 （　　）

    A. Bcl-2 是第一个被确认的抑凋亡基因

    B. 具有直接的抗氧化作用

    C. Bcl-2 过高表达可导致肿瘤对抗癌药的耐受性增强

    D. 维持细胞内钙稳态是其抗凋亡机制之一

11. 细胞凋亡过度可产生的疾病是　　　　　　　　　　　　　　　　　（　　）

    A. 艾滋病　　　　　　　　　　　　　　B. 心力衰竭

    C. 帕金森病　　　　　　　　　　　　　D. 阿尔茨海默病

12. 关于 c-myc 下列哪些**错误**　　　　　　　　　　　　　　　　　（　　）

    A. c-myc 是一种癌基因

    B. 不能诱导细胞增殖

    C. 能诱导细胞凋亡

    D. c-myc 基因表达后,在生长因子支持下细胞发生凋亡

13. 氧化应激引起细胞凋亡的可能机制是　　　　　　　　　　　　　　（　　）

    A. 氧自由基引起 DNA 损伤激活 p53 基因使细胞凋亡

    B. 氧自由基引起 DNA 损伤能大量消耗 ATP

    C. 氧自由基引起细胞膜脂质过氧化,引起细胞内钙超载

    D. 激活 Ca^{2+}/Mg^{2+} 依赖性核酸内切酶

14. 细胞凋亡不足产生疾病是　　　　　　　　　　　　　　　　　　　（　　）

    A. 自身免疫病　　　　　　　　　　　　B. 结肠癌

    C. 前列腺癌　　　　　　　　　　　　　D. 阿尔茨海默病

15. 缺血再灌注损伤的细胞凋亡有如下特点　　　　　　　　　　　　　（　　）

    A. 缺血早期以细胞凋亡为主　　　　　　B. 轻度缺血以凋亡为主

    C. 梗死灶中央通常以细胞凋亡为主　　　D. 急性心肌缺血以心肌坏死为主

【答案】

A 型题

  1. C　2. B　3. D　4. C　5. B　6. C　7. A　8. D　9. D　10. D　11. A　12. E　13. B　14. C　15. A
16. E　17. C　18. A　19. E　20. B　21. C　22. A　23. D　24. A　25. B　26. C　27. E　28. C　29. D　30. B

B 型题

  1. A　2. B　3. D　4. C　5. D　6. A　7. A　8. B　9. D　10. C　11. C　12. D　13. A　14. B　15. D

C 型题

  1. C　2. A　3. A　4. C　5. D　6. A　7. B　8. C　9. A　10. B　11. C　12. C　13. A　14. C　15. A

X 型题

  1. ABC　2. ABC　3. ABCD　4. ACD　5. BC　6. ABCD　7. ABCD　8. ABCD　9. ABCD　10. ABCD
11. ABCD　12. BD　13. ABCD　14. ABC　15. ABD

二、名词解释

1. 细胞凋亡

  【答案】　由体内外因素触发细胞内预存的死亡程序而导致的细胞死亡过程。

2. 凋亡小体

  【答案】　细胞发生凋亡时胞膜皱缩内陷、分割包裹胞浆形成的泡状小体。

3. 凋亡信号转导

  【答案】　来自于细胞外的细胞凋亡诱导因素作用于细胞后转化为细胞凋亡信号,并通过胞内不同的信号转导途径,最终激活细胞死亡程序,导致细胞凋亡的过程。

4.细胞凋亡的恶性网络假说

【答案】 氧化损伤,钙稳态失衡,线粒体损伤三者在细胞凋亡的发生上既可单独启动,又可联合作用,是许多凋亡诱导因素的共同通路。这一假说称为细胞凋亡的恶性网络假说。

5.AICD

【答案】 即激活诱导的细胞死亡。细胞在被激活后不但不发生增殖,反而发生死亡。如CD_4^+淋巴细胞因HIV感染激活后发生凋亡。

三、简答题

1.简述HIV感染引起淋巴细胞凋亡的有关因素。

【答题要点】 人免疫缺陷病毒(HIV)感染可选择性的使CD_4^+T淋巴细胞凋亡。①感染HIV的宿主细胞,表达一种糖蛋白(gp^{120})与CD_4^+T细胞上受体结合;产生tat蛋白诱导CD_4^+细胞氧自由基增加;②感染HIV的CD_4^+T细胞形成合胞体;Fas基因表达上调,增强未感染的CD_4^+细胞对凋亡的敏感性;③感染HIV的巨噬细胞分泌TNF增多,启动死亡程序。

2.简述线粒体跨膜电位下降与细胞凋亡的关系。

【答题要点】 ①当线粒体内膜的跨膜电位下降,能量合成减少;②凋亡诱导因素引起跨膜电位下降,使内外膜之间的通透性转换孔(PTP)开放,线粒体膜通透性增加,通过释放凋亡启动因子如细胞色素C、凋亡蛋白酶激活因子(Apaf)和凋亡诱导因子(AIF)触发细胞凋亡。

3.试述细胞凋亡的生理意义。

【答题要点】 ①保持正常生长发育:清除多余的,失去功能价值的细胞;②维持组织器官的正常形态和内环境稳态:清除异常的、突变的、衰老的细胞;③保卫机体免遭损害:破坏入侵病毒的DNA,消灭为病毒所感染的细胞和肿瘤细胞。

4.简述细胞凋亡信号转导系统的特点。

【答题要点】 ①多样性:不同细胞具有不同的信号转导系统;②耦联性:死亡、增殖与分化的转导系统在某些环节有交叉、耦联;③同一性:不同的凋亡诱导因素可经同一信号转导系统触发凋亡;④多途性:同一凋亡诱导因素可经多条信号转导途径触发凋亡。

5.简述细胞凋亡与坏死的区别。

【答题要点】 坏死是随机发生的强烈刺激引起的病理性细胞死亡过程,生化特点是被动的、不耗能;细胞结构全面溶解,肿胀、破裂;由于溶酶体破坏,局部可有炎症反应。凋亡是由较弱的刺激触发细胞内预存死亡程序的生理性或病理性死亡过程;其生化特点主动、耗能,有新蛋白质合成;细胞膜、细胞器相对完整,核固缩、凋亡小体形成;DNA片段化断裂,电泳呈"梯"状条带;溶酶体相对完整,局部无炎症反应。

四、论述题

1.心肌缺血再灌注损伤细胞凋亡的特点及机制。

【答题要点】 心肌缺血再灌流损伤的细胞凋亡特点:①缺血早期,轻度慢性缺血以凋亡为主;②心肌梗死病灶的周边部位以凋亡为主;③在一定时间范围内,缺血-再灌注损伤时发生的细胞凋亡比同时间的单纯缺血更严重。可能机制:①心肌缺血-再灌注损伤引起氧化应激,自由基增加、细胞内 Ca^{2+} 超载,诱导细胞凋亡;②缺血、缺氧引起死亡受体 Fas 上调,通过与 FasL 反应导致凋亡;③缺氧增加 p53 基因的转录,促进细胞凋亡。

2.说明如何利用凋亡相关因素防治有关疾病。

【答题要点】　①合理利用凋亡相关因素;②干预凋亡信号转导;③调节凋亡相关基因;④控制凋亡相关的酶;⑤防止线粒体跨膜电位的下降。如:对肿瘤通过化疗、放疗、基因治疗诱导靶细胞凋亡,利用 TNF_α 诱导肿瘤细胞凋亡,抑制 Bcl-2 的抗凋亡作用,激活 ICE 促进凋亡细胞解体,引发氧化应激,增强 P53 的促凋亡作用;高温高热诱导因素可引发肿瘤细胞的大量凋亡;补充促生长因子、神经营养因子、抗氧化剂等提高细胞凋亡阈值,减少细胞凋亡,治疗神经退行性疾病等。野生型 p53(wtp53)基因具有诱导细胞凋亡的功能,可将 wtP53 导入发生突变的肿瘤细胞内,诱导肿瘤细胞凋亡(转基因疗法);阿霉素可刺激肿瘤细胞表达 Fas/FasL,促进肿瘤细胞相互作用、交联,引起凋亡;核酸内切酶的激活需 Ca^{2+} 和 Mg^{2+},降低细胞内、外 Ca^{2+} 浓度可抑制和延缓细胞凋亡过程;SPP 转导增殖信号拮抗细胞凋亡,可防治 AIDS,AD;免疫抑制剂环胞霉素 A,具有阻抑 $\triangle \psi m$ 下降,从而防止细胞的凋亡。

3.试述钙稳态失衡引起细胞凋亡的可能机制。

【答题要点】　钙稳态失衡引起细胞凋亡的可能机制是:①Ca^{2+} 可舒展 DNA 双链,暴露出核小体之间的连接区内的酶切位点,有利于内切酶切割 DNA;②激活 Ca^{2+}/Mg^{2+} 依赖的核酸内切酶,降解 DNA 链;③Ca^{2+} 可激活谷氨酰胺转移酶,催化细胞内肽链间的酰基转移,在肽链间形成共价键,使细胞骨架蛋白分子间发生广泛交联,有利于凋亡小体形成;④Ca^{2+} 可激活核转录因子,加速细胞凋亡相关基因的转录。

4.细胞凋亡的相关基因有哪些?

【答题要点】　①抑制凋亡基因:Bcl-2,EIB,IAP 等。Bcl-2 在线粒体的内膜,可阻止多种凋亡诱导因素所引发的细胞凋亡;②促凋亡基因:Fas,wtP53,Bax,ICE 等。Fas 作为细胞表面受体,与其配体结合后可促进细胞凋亡。wtP53 基因编码的蛋白是一种 DNA 结合蛋白,负责检查 DNA 是否有损伤,若发现缺陷的 DNA,则刺激 CIP 表达,阻止细胞进入细胞周期,启动 DNA 修复机制;若修复失败,则启动凋亡;③双向调控基因:C-myc ,Bcl-x。C-myc 基因表达时如有足够生长因子则细胞增殖,生长因子不够则细胞凋亡;Bcl-x 基因表达 Bcl-XL 蛋白,抑制细胞凋亡,表达 Bcl-Xs 蛋白,促进细胞凋亡。

5.试以 Fas 蛋白为例说明细胞凋亡信号转导系统的多途性。

【答题要点】　Fas 蛋白可通过如下信号转导途径诱导细胞凋亡:①Fas 配体或抗 Fas 抗体与 Fas 蛋白结合,引起神经鞘磷脂酶的活性迅速上升,使神经鞘磷脂分解产生神经酰胺,神经酰胺作为第二信使激活相应的蛋白激酶从而诱导细胞凋亡;②抗 Fas 抗体或肿瘤坏死因子与 Fas 蛋白结合后可激活 ICE 样的 caspase,后者可降解 H_1 组蛋白使染色体松弛,DNA 链舒展而暴露出核酸内切酶的酶切位点,使 DNA 链更容易被切割;③Fas 蛋白被激活后也可以通过 Ca^{2+} 信号转导系统传递死亡信息而导致细胞凋亡。

(倪世容)

第九章 应 激

一、选择题

A 型题

1. 应激是机体受到各种内外环境因素刺激时所出现的一种 （　　）
    A. 特异性全身反应 　　　　　　　B. 代偿性全身反应
    C. 损害性全身反应 　　　　　　　D. 非特异性全身反应
    E. 防御性全身反应

2. 关于应激原的描述,下列哪项是**错误**的 （　　）
    A. 能引起应激反应的各种因素 　　　　B. 应激原必须有一定的强度
    C. 低温或高温是应激原 　　　　　D. 不良的人际关系可成为应激原
    E. 某些人可引起明显应激反应的因素对另一些人也一定起作用

3. 能作为应激原的是 （　　）
    A. 噪音 　　　　　　　　　　B. 化学毒物
    C. 酸碱失衡 　　　　　　　　D. 孤独
    E. 以上都是

4. 全身适应综合征(GAS)的警觉期时机体起主要作用的是 （　　）
    A. 蓝斑—交感—肾上腺髓质系统 　　B. 下丘脑—垂体—肾上腺皮质轴
    C. 激肽—缓激肽系统 　　　　　　D. 肾素—血管紧张素系统
    E. 大脑边缘系统

5. 全身适应综合征(GAS)的抵抗期时机体起主要作用的激素是 （　　）
    A. 胰岛素 　　　　　　　　　B. 胰高血糖素
    C. 肾上腺素 　　　　　　　　D. 去甲肾上腺素
    E. 肾上腺皮质激素

6. 蓝斑—交感—肾上腺髓质系统的中枢位点是 （　　）
    A. 肾上腺髓质 　　　　　　　B. 蓝斑
    C. 腺垂体 　　　　　　　　　D. 大脑边缘系统
    E. 脊髓

7. 应激时下丘脑—垂体—肾上腺皮质系统的中枢位点位于 （　　）
    A. 蓝斑 　　　　　　　　　　B. 垂体
    C. 海马 　　　　　　　　　　D. 室旁核

E. 杏仁核

8. 应激时蓝斑—交感—肾上腺髓质系统的中枢效应主要表现在　　　　　（　　）

　　A. 引起紧张焦虑等情绪反应　　　　　　B. 血浆肾上腺素迅速升高

　　C. 释放促肾上腺皮质激素（ACTH）　　　D. 释放促肾上腺皮质激素释放激素（CRH）

　　E. 糖皮质激素（GC）分泌迅速增加

9. 应激时蓝斑—交感—肾上腺髓质系统的外周效应主要表现在　　　　　（　　）

　　A. 引起紧张焦虑情绪反应　　　　　　　B. 血浆肾上腺素迅速升高

　　C. 释放促肾上腺皮质激素（ACTH）　　　D. 释放促肾上腺皮质激素释放激素（CRH）

　　E. 糖皮质激素（GC）分泌迅速增加

10. 关于蓝斑—交感—肾上腺髓质系统错误的是　　　　　　　　　　　　（　　）

　　A. 应激时发生快速反应的系统

　　B. 中枢效应主要是引起兴奋、警觉及紧张、焦虑等情绪反应

　　C. 外周效应主要表现为血浆儿茶酚胺浓度迅速升高

　　D. 低温刺激往往导致蓝斑—交感—肾上腺髓质系统抑制

　　E. 促使机体紧急动员

11. 应激时影响情绪反应的主要结构基础　　　　　　　　　　　　　　（　　）

　　A. 大脑边缘系统　　　　　　　　　　　B. 大脑皮质

　　C. 下丘脑　　　　　　　　　　　　　　D. 间脑

　　E. 脊髓

12. 应激时蓝斑—交感—肾上腺髓质系统兴奋所产生的防御反应　　　　（　　）

　　A. 心率加快　　　　　　　　　　　　　B. 促进糖原分解，升高血糖

　　C. 使组织的血液供应更合理　　　　　　D. 心输出量增加

　　E. 以上都对

13. 哪项是应激时蓝斑—交感—肾上腺髓质系统兴奋所产生的不利反应　（　　）

　　A. 抑制甲状腺轴　　　　　　　　　　　B. 胰岛素抵抗

　　C. 生长缓慢　　　　　　　　　　　　　D. 升高血糖

　　E. 腹腔器官缺血

14. 应激时糖皮质激素持续分泌增加会产生哪些不利影响　　　　　　　（　　）

　　A. 抑制免疫系统　　　　　　　　　　　B. 抑制甲状腺轴

　　C. 抑制性腺轴　　　　　　　　　　　　D. 胰岛素抵抗

　　E. 以上都对

15. 应激时 CRH 分泌增多最主要的功能是　　　　　　　　　　　　　（　　）

　　A. 调控应激时的情绪行为反应

　　B. 刺激 ACTH 的分泌进而增加 GC 的分泌

　　C. 促进内啡肽释放

　　D. 促进蓝斑—去甲肾上腺素能神经元的活性

　　E. 升高血糖

16. 下列哪项是 CRH 的功能　　　　　　　　　　　　　　　　　　　（　　）

　　A. 升高血糖　　　　　　　　　　　　　B. 抗炎，抗过敏

　　C. 维持循环系统对儿茶酚胺的反应性　　D. 促进 GC 的分泌

E. 促进蛋白质的糖异生

17. 参加应激时神经内分泌反应的关键器官是 （ ）

  A. 肾脏   B. 心脏

  C. 肾上腺   D. 前列腺

  E. 甲状腺

18. 被人形象地称为"分子伴娘"的物质是 （ ）

  A. 热休克蛋白   B. CRH

  C. 急性期蛋白   D. 糖皮质激素

  E. 肾上腺素

19. 应激性溃疡形成的最基本机制是 （ ）

  A. 胆汁反流   B. 酸中毒

  C. 胃黏膜缺血   D. 胃腔内 H^+ 向黏膜内的反向弥散

  E. 碱中毒

20. 应激时体内分泌减少的激素是 （ ）

  A. 儿茶酚胺   B. 胰高血糖素

  C. ACTH   D. 糖皮质激素

  E. 胰岛素

21. 应激时能增强机体对多种应激原的耐受能力 （ ）

  A. 热休克蛋白   B. 白蛋白

  C. 急性期反应蛋白   D. 儿茶酚胺

  E. β-内啡肽

22. 应激时能清除异物和坏死组织的是 （ ）

  A. HSP   B. 白蛋白

  C. C-反应蛋白   D. 儿茶酚胺

  E. 胰岛素

23. 急性期反应蛋白主要来自下列哪种细胞 （ ）

  A. 肝细胞   B. 单核—吞噬细胞

  C. 成纤维细胞   D. 内皮细胞

  E. 肥大细胞

24. 有关全身适应综合征,错误的是 （ ）

  A. 警觉期以交感—肾上腺髓质兴奋为主

  B. 抵抗期以肾上腺皮质激素分泌增多为主

  C. 衰竭期 GC 受体的数量和亲和力下降

  D. 衰竭期糖皮质激素分泌持续增多

  E. 抵抗期机体对特定应激原的抵抗程度下降

25. 应激时的物质代谢变化是 （ ）

  A. 血糖降低   B. 糖原合成增加

  C. 蛋白质分解增加   D. 脂肪分解减少

  E. 尿氮排出减少

26.应激时糖皮质激素分泌增加 （　　）

    A.由交感神经兴奋引起　　　　　　　B.通过 CRH 刺激 ACTH 释放引起

    C.是血管紧张素作用于肾上腺皮质引起　　D.是由损伤性应激引起

    E.抑制炎症反应,对机体不利

27.应激时糖皮质激素分泌增加,对机体有以下代偿意义 （　　）

    A.抑制蛋白质分解　　　　　　　　　　B.抑制糖异生

    C.稳定溶酶体膜　　　　　　　　　　　D.促进中性粒细胞的活化

    E.促进细胞因子的生成

28.C-反应蛋白是一种 （　　）

    A.热休克蛋白　　　　　　　　　　　　B.急性期反应蛋白

    C.酶　　　　　　　　　　　　　　　　D.核蛋白

    E.转录因子

29.免疫系统 （　　）

    A.通常被应激反应激活

    B.通常被应激反应抑制

    C.急性应激时,机体非特异性免疫反应常有增加

    D.不参与应激反应

    E.持续强烈的应激常表现为免疫功能的明显增强

30.应激时机体各种机能和代谢变化的发生基础主要是 （　　）

    A.免疫反应　　　　　　　　　　　　　B.神经内分泌反应

    C.急性期反应　　　　　　　　　　　　D.热休克反应

    E.适应性反应

B 型题

    A.C-反应蛋白　　　　　　　　　　　　B.纤维连接蛋白

    C.白蛋白　　　　　　　　　　　　　　D.血浆铜蓝蛋白

    E.α_1-抗糜蛋白酶

1.可抑制蛋白酶的急性期蛋白是 （　　）

2.能够清除氧自由基的急性期蛋白是 （　　）

3.能够激活补体经典途径的急性期蛋白是 （　　）

    A.儿茶酚胺　　　　　　　　　　　　　B.胰高血糖素

    C.ACTH　　　　　　　　　　　　　　D.糖皮质激素

    E.胰岛素

4.应激时体内分泌增加最多的激素是 （　　）

5.应激时体内分泌减少的激素是 （　　）

6.应激时体内分泌增加最重要的激素是 （　　）

    A.肾素—血管紧张素—醛固酮系统兴奋

    B.下丘脑—垂体—肾上腺皮质系统兴奋

    C.急性期反应蛋白

    D.蓝斑—去甲肾上腺素能神经元/交感—肾上腺髓质系统兴奋

E. 热休克蛋白

7. 应激时可避免蛋白酶对组织的过度损伤 （　　）

8. 应激时最快速反应的神经内分泌反应 （　　）

A. HSP
B. 白蛋白

C. 急性期反应蛋白
D. 儿茶酚胺

E. β-内啡肽

9. 应激时能增强机体对多种应激原的耐受能力 （　　）

10. 应激时血浆浓度降低 （　　）

11. 应激时能清除异物和坏死组织 （　　）

C 型题

A. 细胞内
B. 血浆内

C. 两者均有
D. 两者均无

1. 急性期蛋白主要存在于 （　　）

2. 热休克蛋白主要存在于 （　　）

A. 肾上腺素
B. 肾上腺皮质激素

C. 两者均是
D. 两者均否

3. 全身适应综合征的警觉期时分泌最多的激素是 （　　）

4. 全身适应综合征的抵抗期时分泌最多的激素是 （　　）

5. 全身适应综合征的衰竭期时分泌最多的激素是 （　　）

A. 增强凝血功能
B. 增强抗感染功能

C. 两者皆是
D. 两者皆不是

6. 应激时，纤维蛋白原增加可 （　　）

7. 应激时，热休克蛋白增加可 （　　）

A. 儿茶酚胺增加
B. 糖皮质激素增加

C. 两者皆是
D. 两者皆不是

8. 应激时血糖升高是由于 （　　）

9. 应激时尿少是由于 （　　）

10. 应激时具有稳定溶酶体膜作用是由于 （　　）

11. 应激时具有抑制蛋白酶作用是由于 （　　）

A. 与交感—肾上腺髓质系统兴奋有关
B. 与遗传易感性激活有关

C. 两者皆有关
D. 两者皆无关

12. 应激性溃疡的发病因素有 （　　）

13. 原发性高血压的发病因素有 （　　）

X 型题

1. 应激时对消化系统的影响描述正确的是 （　　）

A. 慢性应激时可有食欲减退
B. 食欲降低可能与 CRH 的分泌增加有关

C. 胃黏液蛋白分泌增加
D. 可引起应激性溃疡

2. 应激时内分泌功能障碍包括 （　）
 A. 性欲减退 　B. 儿童生长缓慢
 C. 性腺轴的明显紊乱或受抑 　D. 月经紊乱

3. AP 的生物学功能有哪些？ （　）
 A. 抑制蛋白酶 　B. 清除异物和坏死组织
 C. 抑制自由基产生 　D. 抗感染、抗损伤

4. 属于应激性心理、精神障碍的是 （　）
 A. 急性心因性反应 　B. 延迟性心因性反应
 C. 精神分裂症 　D. 适应障碍

5. 属于应激相关疾病的是 （　）
 A. 支气管哮喘 　B. 原发性高血压
 C. 冠心病 　D. 溃疡性结肠炎

6. 有关热休克蛋白 （　）
 A. 应激时生成增加 　B. 在细胞内发挥功能
 C. 属非分泌型蛋白质 　D. 对细胞具有非特异性的保护作用

7. 蓝斑—去甲肾上腺素能神经元/交感—肾上腺髓质系统的基本效应有 （　）
 A. 与应激时的兴奋、警觉有关 　B. 也可引起紧张、焦虑等情绪反应
 C. 能够刺激下丘脑分泌 CRH 　D. 心率加快、心肌收缩力增强、心输出量增加

8. 慢性应激时 GC 的持续增加对机体产生的**不利影响**有哪些？ （　）
 A. 抑制炎症免疫反应 　B. 生长发育迟缓
 C. 抑制下丘脑分泌 GnRH、LH 　D. 抑制 TRH、TSH 的分泌

9. 应激时 CRH 分泌增多的主要功能有 （　）
 A. 刺激 ACTH 的分泌进而增加 GC 的分泌
 B. 调控应激时的情绪反应
 C. 促进 β-内啡肽的分泌
 D. 促进蓝斑—去甲肾上腺素能神经元的活性

10. 全身适应综合征的分期包括 （　）
 A. 抵抗期 　B. 警觉期
 C. 代偿期 　D. 衰竭期

11. 应激时分泌增多的激素是 （　）
 A. 儿茶酚胺 　B. 催乳素
 C. β-内啡肽 　D. 胰岛素

12. 应激时的物质代谢变化是 （　）
 A. 血糖升高 　B. 糖原合成增加
 C. 蛋白分解增加 　D. 脂肪分解加强

13. 下列哪些蛋白在应激急性期反应时减少？ （　）
 A. 白蛋白 　B. 前白蛋白
 C. C-反应蛋白 　D. 运铁蛋白

14. 应激时心血管系统的变化 （　）
 A. 心率加快 　B. 心肌收缩力增强

C.心、脑、骨骼肌血管扩张　　　　　　　D.总外周阻力增高

15.应激时有关代谢变化　　　　　　　　　　　　　　　　　　（　　）

A.代谢率明显升高　　　　　　　　　　B.脂肪分解增加

C.可出现应激性糖尿　　　　　　　　　D.蛋白质分解代谢增强

16.应激时血液系统变化　　　　　　　　　　　　　　　　　　（　　）

A.血液凝固性升高　　　　　　　　　　B.外周血中白细胞数目增多

C.血小板数目增多　　　　　　　　　　D.凝血因子浓度升高

17.能使细胞产生热休克蛋白的刺激是　　　　　　　　　　　　（　　）

A.高温　　　　　　　　　　　　　　　B.感染

C.中毒　　　　　　　　　　　　　　　D.氧化剂

18.应激与心血管系统病变关系较密切的有　　　　　　　　　　（　　）

A.高血压　　　　　　　　　　　　　　B.动脉粥样硬化

C.心律失常　　　　　　　　　　　　　D.心肌缺血、梗死

【答案】

A型题

1.D　2.E　3.E　4.A　5.E　6.B　7.D　8.A　9.B　10.D　11.A　12.E　13.E　14.E　15.B
16.D　17.C　18.A　19.C　20.E　21.A　22.C　23.A　24.E　25.C　26.B　27.C　28.B　29.C
30.B

B型题

1.E　2.D　3.A　4.A　5.E　6.D　7.C　8.D　9.A　10.B　11.C

C型题

1.B　2.A　3.A　4.B　5.B　6.C　7.B　8.C　9.A　10.B　11.D　12.A　13.C

X型题

1.ABD　2.ABCD　3.ABCD　4.ABD　5.ABCD　6.ABCD　7.ABCD　8.ABCD　9.ABCD　10.ABD
11.ABC　12.ACD　13.ABD　14.ABCD　15.ABCD　16.ABCD　17.ABCD　18.ABCD

二、名词解释

1.应激

【答案】　指机体在受到各种因素刺激时所出现的全身性非特异性适应反应。

2.应激原

【答案】　凡是能够引起应激反应的各种因素皆可称为应激原。

3.全身适应综合征

【答案】　由各种有害因素引起、以神经内分泌变化为主要特征、具有一定适应代偿意义、并导致机体多方面紊乱与损害的过程称为全身适应综合征。可分为警觉期、抵抗期、衰竭期三期。

4.热休克蛋白

【答案】　是指由应激原诱导生成或作为细胞固有组分的一组细胞内蛋白质,主要用于帮助新生蛋白质的正确折叠、移位和受损蛋白质的修复和移除,从而在分子水平上起防御保护作用。

5. 急性期反应蛋白

【答案】 应激时由于感染、炎症或组织损伤等原因可使血浆中某些蛋白质浓度迅速升高，这些蛋白质被称为急性期反应蛋白，属分泌型蛋白质。

6. 应激性溃疡

【答案】 指在大面积烧伤、严重创伤、休克、败血症、脑血管意外等应激状态下所出现的胃、十二指肠黏膜的急性损伤，其主要表现为胃及十二指肠黏膜的糜烂、溃疡、出血。

7. 应激性疾病

【答案】 由应激引起的疾病，即应激起主要致病作用的疾病称为应激性疾病。

8. 应激相关疾病

【答案】 由应激诱发的疾病，即应激在其发生发展中是一个重要的原因和诱因的疾病。

9. 急性心因性反应

【答案】 是指由于急剧而强烈的心理社会应激源作用后，在数分钟至数小时内所引起的功能性精神障碍。

10. 延迟性心因性反应

【答案】 是指受到严重而剧烈的精神打击（如恶性交通事故）而引起的延迟出现或长期持续存在的精神障碍，一般在遭受打击后数周至数月后发病。

三、简答题

1. 应激时会出现哪些重要的神经内分泌反应？

【答题要点】 应激时最重要的神经内分泌反应是蓝斑—交感—肾上腺髓质系统和下丘脑—垂体—肾上腺皮质系统的强烈兴奋，此外，还可出现其他内分泌激素如抗利尿激素、醛固酮、胰高血糖素、胰岛素等分泌的改变。

2. 何为应激原？可分为那几类？各举一例。

【答题要点】 凡是能够引起应激反应的各种因素皆可称为应激原。可分为环境因素（如电击）、机体内在因素（如休克）、社会及心理因素（如学习的压力）。

3. 简述蓝斑—交感—肾上腺髓质系统基本组成及主要效应。

【答题要点】 蓝斑—交感—肾上腺髓质系统基本组成为脑桥蓝斑的去甲肾上腺素能神经元及交感—肾上腺髓质系统。主要中枢效应是引起兴奋、警觉及紧张、焦虑等情绪反应；外周效应主要表现为血浆儿茶酚胺，包括肾上腺素、去甲肾上腺素浓度迅速升高，介导一系列的代谢和心血管代偿机制以克服应激原对机体的威胁或对内环境的干扰，具有重要的防御代偿意义。

4. 简述下丘脑—垂体—肾上腺皮质系统基本组成及主要效应。

【答题要点】 下丘脑—垂体—肾上腺皮质系统基本组成单元为下丘脑的室旁核、腺垂体和肾上腺皮质。CRH 的功能：①刺激 ACTH 的分泌进而增加 GC 的分泌；②调控应激时的情绪行为反应。GC 分泌增多对机体抵抗有害刺激起着极为重要的作用。

5. 什么是急性期反应蛋白？试述其生物学功能？

【答题要点】 应激时由于感染、炎症或组织损伤等原因可使血浆中某些蛋白质浓度迅速升高，这些蛋白质被称为急性期反应蛋白。其生物学功能为：①抑制蛋白酶活化；②清除异物和坏死组织；③抑制自由基产生；④抗损伤、抗感染。

6.简述应激时代谢的特点及其机制。

【答题要点】 应激时代谢的特点是分解增加,合成减少,代谢率明显升高。应激时的高代谢率主要由儿茶酚胺、糖皮质激素、胰高血糖素及某些炎症介质大量释放及胰岛素分泌减少等变化所引起。

7.简述应激性溃疡的发生机制。

【答题要点】 ①基本条件:黏膜缺血。②必要条件:GC 的作用。GC 的分泌增高抑制了黏膜上皮的修复能力,使黏膜屏障遭到严重破坏,对胃腔内向黏膜返流的 H^+ 等的抵御能力降低、抑制或缺失。③补充条件:应激时可能出现代谢性酸中毒、胆汁反流现象及 β—内啡肽释放的增加。

8.应激时热休克蛋白合成增加有何意义?

【答题要点】 应激因素诱导热休克蛋白的生成,参与新生蛋白质的正确折叠和移位,帮助受损蛋白质的修复、移除或降解,可增强机体对多种应激原的耐受能力,使机体对热、内毒素、病毒感染和心肌缺血等多种应激原的抵抗能力增强。

四、论述题

1.试述全身适应综合征的概念、分期及特点。

【答题要点】 GAS 是对应激反应所导致各种各样的机体损害和疾病的总称。可分为警觉期、抵抗期、衰竭期三期。①警觉期:是机体保护防御机制的快速动员期,以交感—肾上腺髓质系统的兴奋为主,并伴有肾上腺皮质激素的分泌增多。②抵抗期:表现为以肾上腺皮质激素分泌增多为主的适应反应,对特定应激原的抵抗程度增强,但同时机体的防御贮备能力消耗,对其他应激原的抵抗力下降。③衰竭期:表现为肾上腺皮质激素持续升高,但糖皮质激素受体的数量和亲和力下降,机体的抵抗能力耗竭,应激反应的负效应陆续出现。

2.应激时交感—肾上腺髓质系统兴奋有何生理和病理意义?

【答题要点】 交感神经—肾上腺髓质反应既有防御意义又有对机体不利方面。防御意义主要表现在:①心率加快、心收缩力加强、升高血压,有利于保证心、脑、骨骼肌的血供。②支气管舒张:有利于改善肺泡通气,向血液提供更多的氧。③抑制胰岛素分泌,促进胰高血糖素分泌,升高血糖;促进脂肪分解,保证了应激时机体对能量需求的增加。④儿茶酚胺对许多激素的分泌有促进作用,使机体动员更广泛。不利影响方面:①腹腔内脏血管持续收缩,可出现胃肠黏膜的糜烂、溃疡、出血;②外周小血管长期收缩,使血压升高;③儿茶酚胺促使血小板聚集,小血管内的血小板聚集可促微血栓的形成;④增加心肌的耗氧量。

3.试述应激时糖皮质激素增多对机体产生的有利和不利效应。

【答题要点】 试述应激时糖皮质激素增多对机体产生的有利和不利效应。

有利影响:①促进蛋白质分解和糖原异生,补充肝糖原储备;②保证儿茶酚胺和胰高血糖素的脂肪动员作用;③维持循环系统对儿茶酚胺的反应性;④稳定细胞膜和溶酶体膜;⑤抗炎作用。不利影响:①抑制免疫反应;②抑制甲状腺轴;③抑制性腺轴;④产生一系列代谢改变,如血脂、血糖升高,并参与形成胰岛素抵抗等。

(郑绿珍)

第十章 凝血与抗凝血平衡紊乱

一、选择题

A 型题

1. DIC 最重要的特征是 （　　）
   - A. 微血栓大量形成
   - B. 凝血物质大量消耗
   - C. 血纤维蛋白溶解功能亢进
   - D. 凝血功能异常
   - E. 出血和溶血

2. DIC 时血液凝固障碍准确的表述为 （　　）
   - A. 血液凝固性增高
   - B. 先高凝后转为低凝
   - C. 先低凝后转为高凝
   - D. 纤溶活性增高
   - E. 血液凝固性降低

3. DIC 出血最主要的原因是 （　　）
   - A. 肝脏合成凝血因子障碍
   - B. 血管通透性增高
   - C. 多器官功能障碍
   - D. 凝血因子大量消耗
   - E. 微血管病性溶血性贫血

4. 下列哪项属于 DIC 的诱因 （　　）
   - A. 病毒性心肌炎
   - B. 胎盘早期剥离
   - C. 恶性肿瘤
   - D. 单核吞噬细胞系统功能障碍
   - E. 实质性器官坏死

5. 下列哪项不是引起 DIC 的直接原因 （　　）
   - A. 血管内皮细胞受损
   - B. 组织因子入血
   - C. 内毒素血症
   - D. 血液高凝状态
   - E. 大量胰蛋白酶入血

6. 妊娠末期的产科意外容易诱发 DIC,这主要是由于 （　　）
   - A. 微循环血流淤滞
   - B. 血液处于高凝状态
   - C. 单核吞噬细胞系统功能低下
   - D. 纤溶系统活性增高
   - E. 胎盘功能受损

7. 急性胰腺炎发生 DIC 的机制是 （　　）
   - A. 通过钙与组织因子形成复合物
   - B. 激活凝血酶原,促进凝血酶的产生
   - C. 导致血管内皮广泛损伤
   - D. 促进大量组织因子入血

E. 引起激肽释放酶原激活

8. 严重创伤引起 DIC 的主要原因是 （ ）

    A. 大量红细胞和血小板受损   B. 凝血因子Ⅲ大量入血

    C. 凝血因子Ⅻ被激活   D. 凝血因子 X 被激活

    E. 直接激活凝血酶

9. 单核吞噬细胞系统功能障碍时容易诱发 DIC 的原因是 （ ）

    A. 体内大量血管内皮细胞受损   B. 循环血液中促凝物质的生成增加

    C. 循环血液中促凝物质的清除减少   D. 循环血液中凝血抑制物减少

    E. 纤溶系统活性减弱

10. 全身性 Shwartzman 反应时,第一次注入小剂量内毒素的作用是 （ ）

    A. 肝功能严重障碍   B. 内源性凝血系统激活

    C. 微血栓形成进而使微循环障碍   D. 单核吞噬细胞系统功能"封闭"

    E. 激活体内纤溶系统

11. DIC 的发展过程可分为 （ ）

    A. 低凝期和高凝期   B. 高凝期和低凝期

    C. 高凝期、低凝期和纤溶亢进期   D. 低凝期、高凝期和纤溶亢进期

    E. 低凝期和纤溶亢进期

12. 下列哪项是导致 DIC 发病的关键环节 （ ）

    A. 凝血因子 V 的激活   B. 凝血因子Ⅻ的激活

    C. 组织因子大量入血   D. 凝血酶原激活物的形成

    E. 凝血酶生成增加

13. 红细胞大量破坏时释出红细胞膜磷脂在 DIC 中的作用是 （ ）

    A. 局限凝血因子,导致大量凝血酶生成   B. 激活凝血Ⅻ因子

    C. 促进凝血Ⅲ因子释放   D. 激活纤溶酶原

    E. 促进 FDP 的大量生成

14. 微血管病性溶血性贫血的发病机制主要与下列哪项因素有关 （ ）

    A. 微血管内皮细胞大量受损   B. 纤维蛋白丝在微血管腔内形成细网

    C. 交感神经兴奋,自由基产生   D. 微血管内血流淤滞

    E. 白细胞的破坏作用

15. 应用 6-氨基己酸促进 DIC 的机制是 （ ）

    A. 过度抑制纤溶系统   B. 导致肝功能损伤

    C. 使单核吞噬细胞系统功能受损   D. 抑制了血栓调节蛋白的作用

    E. 直接激活Ⅻ凝血因子

16. 下列哪项因素不是直接引起 DIC 出血的原因 （ ）

    A. 凝血因子大量消耗   B. 单核—巨噬细胞系统功能下降

    C. 血小板大量消耗   D. 纤维蛋白降解产物的作用

    E. 继发性纤溶亢进

17. 纤维蛋白被纤溶酶水解后生成 （ ）

    A. PAF   B. Fbg

    C. Fbn   D. FDP

E. MDF

18.急性 DIC 患者,减少最显著的凝血因子是　　　　　　　　　　　　（　　）

    A.凝血因子ⅩⅢ　　　　　　　　　　　　B.纤维蛋白原

    C.凝血酶原　　　　　　　　　　　　　　D.凝血因子Ⅳ

    E.凝血因子Ⅹ

19.血浆鱼精蛋白副凝实验是检查　　　　　　　　　　　　　　　　　　（　　）

    A.凝血酶原的存在　　　　　　　　　　B.纤维蛋白原的存在

    C.纤维蛋白单体的存在　　　　　　　　D.纤维蛋白降解产物的存在

    E.纤溶酶的存在

20.连接在磷脂表面上的凝血因子 Xa、V 与 Ca^{2+} 形成复合物可　　　　　（　　）

    A.激活凝血因子Ⅻ　　　　　　　　　　B.激活凝血酶原

    C.激活凝血因子Ⅶ　　　　　　　　　　D.激活激肽释放酶

    E.激活凝血酶

B 型题

    A.大量组织因子入血引起 DIC　　　　　B.激活凝血因子Ⅻ引起 DIC

    C.ADP 大量释放、血小板黏附、聚集引起 DIC　D.肝功能障碍引起 DIC

    E.直接使凝血酶原变为凝血酶

1.红细胞大量破坏　　　　　　　　　　　　　　　　　　　　　　　　（　　）

2.胎盘早期剥离　　　　　　　　　　　　　　　　　　　　　　　　　（　　）

3.感染性休克　　　　　　　　　　　　　　　　　　　　　　　　　　（　　）

4.蛇毒入血　　　　　　　　　　　　　　　　　　　　　　　　　　　（　　）

    A.急性型　　　　　　　　　　　　　　　B.慢性型

    C.失代偿型　　　　　　　　　　　　　　D.代偿型

    E.亚急性型

5.凝血因子和血小板消耗与代偿基本保持平衡　　　　　　　　　　　　（　　）

6.宫内死胎在数天内逐渐形成 DIC　　　　　　　　　　　　　　　　　（　　）

7.恶性肿瘤、胶原病和慢性溶血性贫血发生 DIC 常表现为　　　　　　　（　　）

    A.抑制纤维蛋白多聚体的形成　　　　　B.降解纤维蛋白原

    C.激活纤溶酶原　　　　　　　　　　　D.水解凝血因子Ⅲ

    E.可激活激肽系统

8.纤溶酶　　　　　　　　　　　　　　　　　　　　　　　　　　　　（　　）

9.FDP　　　　　　　　　　　　　　　　　　　　　　　　　　　　　（　　）

10. FⅫa　　　　　　　　　　　　　　　　　　　　　　　　　　　（　　）

C 型题

    A.内源性凝血系统被激活　　　　　　　B.外源性凝血系统被激活

    C.两者均有　　　　　　　　　　　　　D.两者均无

1. 创伤性休克时　　　　　　　　　　　　　　　　　　　　　　　　　（　　）

2. 内毒素血症时　　　　　　　　　　　　　　　　　　　　　　　　　（　　）

3. 大面积烧伤合并感染 （　　）

4. 严重缺氧 （　　）

  A. 凝血因子Ⅻ与胶原、内毒素接触后被激活

  B. 凝血因子Ⅲ与凝血因子Ⅶ结合成复合物而启动

  C. 两者都是

  D. 两者都不是

5. 内源性凝血系统的激活是 （　　）

6. 外源性凝血系统的激活是 （　　）

  A. 启动内源性凝血系统   B. 启动外源性凝血系统

  C. 两者都是   D. 两者都不是

7. 内毒素 （　　）

8. 酸中毒 （　　）

9. 胎盘早期剥离 （　　）

10. 锯鳞蝰蛇毒 （　　）

X 型题

1. DIC 发生出血的主要机制 （　　）

  A. 凝血系统激活   B. 凝血物质被消耗而减少

  C. 纤溶系统激活   D. FDP 的形成

2. 影响 DIC 发生发展的因素有 （　　）

  A. 单核吞噬细胞系统功能受损 B. 肝功能严重障碍

  C. 血液的高凝状态   D. 纤溶系统的过度抑制

3. DIC 导致休克的原因与下列哪些因素有关 （　　）

  A. 微血栓阻塞微循环

  B. 心脏受损

  C. 出血使循环血量减少

  D. 补体、激肽系统被激活使毛细血管通透性增加

4. 下列哪些属于体液抗凝系统 （　　）

  A. tPA、uPA 等纤溶酶原激活物 B. AT-Ⅲ

  C. TM-PC   D. TFPI

5. 内毒素通过下列哪些机制引起 DIC （　　）

  A. 使血管内皮受损   B. 内皮细胞表达 TF 增加

  C. 促进血小板的活化、聚集 D. 血管内皮细胞产生 tPA 减少

6. 组织因子入血与血浆中何种物质形成复合物而启动外源性凝血系统 （　　）

  A. 凝血因子Ⅴ   B. 凝血因子Ⅶ

  C. 凝血因子Ⅹ   D. Ca^{2+}

7. 在 DIC 中,凝血因子Ⅻa 具有下列何种作用 （　　）

  A. 激活内源性凝血系统   B. 激活纤溶系统

  C. 激活网状内皮系统   D. 激活激肽系统

8. 单核吞噬细胞系统功能障碍易诱发 DIC 的原因 （　　）

A.清除凝血酶功能减弱   B.清除纤维蛋白原功能减弱

C.清除纤溶酶、FDP 功能减弱   D.清除血小板功能减弱

9. DIC 导致内分泌腺功能障碍,可出现   （   ）

A.华—佛综合征   B.库欣综合征

C.席汉综合征   D. ADH 分泌异常综合征

10. FDP 导致出血与下列哪些作用有关   （   ）

A.抗凝血酶作用   B.分解凝血因子

C.抑制血小板黏附、聚集   D.抑制纤维蛋白单体聚合

11.妊娠末期的产科意外(如胎盘早期剥离、羊水栓塞)容易诱发 DIC,主要由于   （   ）

A.单核吞噬细胞系统功能低下   B.纤溶系统活性增高

C.血液处于高凝状态   D.大量促凝物质入血

12.肝功能严重障碍促进 DIC 形成,其机理有   （   ）

A.抗凝血酶Ⅲ产生减少   B.肝细胞坏死释放大量组织因子

C.凝血因子灭活能力减低   D.蛋白 C 合成减少

【答案】

A 型题

  1. D　2. B　3. D　4. D　5. D　6. B　7. B　8. B　9. C　10. D　11. C　12. E　13. A　14. B　15. A
16. B　17. D　18. B　19. D　20. B

B 型题

  1. C　2. A　3. B　4. E　5. D　6. E　7. B　8. B　9. A　10. E

C 型题

  1. C　2. C　3. C　4. A　5. A　6. B　7. C　8. A　9. D　10. D

X 型题

  1. BCD　2. ABCD　3. ABCD　4. BCD　5. ABCD　6. BD　7. ABD　8. ABC　9. AC　10. ACD　11. CD
12. ABCD

二、名词解释

1.弥散性血管内凝血

  【答案】　弥散性血管内凝血是由于某些致病因子的作用,凝血因子和血小板被激活,大量促凝物质入血,凝血酶增加,进而微循环中形成广泛的微血栓。微血栓形成过程中消耗了大量凝血因子和血小板,继发纤维蛋白溶解功能增强,导致患者出现明显的出血、休克、器官功能障碍和溶血性贫血等临床表现的一个病理过程。

2. FDP

  【答案】　纤溶酶水解纤维蛋白原(Fbg)及纤维蛋白(Fbn)产生的各种片段统称为 FDP(纤维蛋白降解产物)或 FgDP(纤维蛋白原降解产物)。

3.微血管病性溶血性贫血

  【答案】　微血管病性溶血性贫血是 DIC 伴发的一种特殊类型的贫血。在 DIC 早期,由于微血管腔内存在纤维蛋白丝形成的细网,当血流中的红细胞流过网孔时,可黏着、滞留或挂在纤维蛋白丝上,由于血流不断冲击,可引起红细胞破裂。除上述机械作用外,某些 DIC 的

病因(如内毒素等)也有可能使红细胞变形性降低,使其容易破碎。

4.裂体细胞

【答案】 在 DIC 出现溶血性贫血时,外周血涂片中出现一些特殊的形态各异的红细胞,其外形呈盔形、星形、新月形等,统称为裂体细胞或红细胞碎片。裂体细胞脆性高,容易发生溶血。

5.全身性 Shwartzman 反应

【答案】 给动物静脉内注射小剂量内毒素,间隔 24 小时给同一动物静脉内再次注射内毒素时,由于该动物单核吞噬细胞系统功能已处于"封闭"状态,致使该系统清除促凝物质的能力降低,并无法使内毒素灭活而引起 DIC。

6.血浆鱼精蛋白副凝试验

【答案】 将鱼精蛋白加入患者血浆后,可与 FDP 结合,使血浆中原与 FDP 结合的纤维蛋白单体分离并彼此聚合而凝固。这种不需酶的作用而形成纤维蛋白的现象称为副凝试验,亦称"3P"试验。DIC 患者往往呈阳性反应。

三、简答题

1.简述 DIC 的分期和临床表现。

【答题要点】 分三期:高凝期、消耗性低凝期、继发性纤溶亢进期。

临床表现为:出血、器官功能障碍、休克、贫血。

2.简述 DIC 发生出血的可能机制。

【答题要点】 ①各种凝血因子、血小板因大量消耗而明显减少;②纤溶系统同时被激活,纤溶酶增加,使得纤维蛋白降解,同时纤溶酶还可水解凝血因子,如 FⅤ、FⅧ、凝血酶、FⅫ等,使凝血功能障碍引起出血;③FDP 形成:可抑制纤维蛋白单体的聚合、抗凝血酶以及降低血小板的黏附、聚集、释放等功能。

3.简述影响 DIC 发生发展的因素。

【答题要点】 ①单核吞噬细胞系统功能受损,清除凝血酶、纤维蛋白原等促凝物质的能力降低;②肝功能严重障碍,使体内凝血、抗凝、纤溶平衡发生严重紊乱 ③妊娠后期孕妇血液中血小板及多种凝血因子增多,而具有抗凝作用及纤溶活性的物质减少,使血液处于高凝状态;酸中毒亦使血液处于高凝状态;④微循环障碍时,血流的改变,血细胞的黏附聚集利于 DIC 的发生发展。此外,临床上不适当地应用纤溶抑制剂,导致血液黏滞度增高,也可促进 DIC 的发生发展。

4.DIC 患者会出现何种类型贫血,为什么?

【答题要点】 DIC 患者可伴发一种特殊类型的贫血即微血管病性溶血性贫血。①纤维蛋白在微血管腔内形成细网,当红细胞流过网孔时,引起红细胞破裂;②微血流通道受阻,红细胞可由微血管内皮细胞间的裂隙挤出血管,致红细胞破碎;③DIC 病因(如内毒素等)可使红细胞变形性降低,易碎。

5.为什么酸中毒的患者容易发生 DIC?

【答题要点】 ①酸中毒可损伤血管内皮细胞,启动内源性和外源性凝血系统引发 DIC;②血液 PH 降低,使凝血因子的酶活性升高,肝素的抗凝活性减弱,血小板聚集性加强,使血液处于高凝状态,易引起 DIC。

四、论述题

1. 试述 DIC 的发生机制。

【答题要点】　①组织严重破坏,组织因子大量入血,启动外源性凝血系统。见于产科意外、大手术及严重创伤、肿瘤组织的坏死等;②血管内皮受损,激活 FXII,启动内源性凝血系统,同时损伤的血管内皮细胞还可通过释放 TF,启动外源性凝血系统,见于:严重感染、缺氧、酸中毒等情况;③血细胞大量破坏,血小板被激活引起血小板聚集;红细胞破坏释放出 ADP 和红细胞膜磷脂;白细胞破坏释放出组织因子样物质;④促凝物质入血,如大量胰蛋白酶、异物颗粒、蛇毒等。

2. 试述 DIC 与休克的关系。

【答题要点】　DIC 和休克可互为因果,形成恶性循环。(1)DIC 可引起休克,即 DIC 可引起微循环障碍、器官血液灌流量不足和细胞功能代谢障碍。其发生机制的要点是:①广泛微血栓形成,回心血量减少;②广泛出血,使得血容量减少;③补体、激肽、组胺等使得血管床容量增加,血管通透性增加;④心肌受累,心泵功能障碍。(2)休克可引起 DIC,即休克可引起凝血系统过度激活和凝血酶大量生成。其发生机制的要点是:①休克动因,如内毒素的作用、创伤导致 TF 的释放等启动内、外凝血系统;②缺氧、酸中毒,损伤血管内皮,启动内外凝血途径;③各型休克进入微循环淤血性缺氧期后,血液浓缩、血液凝固性升高,加上血流变慢、血细胞聚集、酸中毒加重、肠源性内毒素产生增多等,可引起 DIC 发生;④肝肾灌流不足,清除凝血及纤溶产物功能降低,也可促进 DIC 的发生发展。

3. 试述严重感染引起 DIC 的可能机制。

【答题要点】　严重的感染性疾病容易引起 DIC 发生,其中革兰阴性菌的内毒素起重要作用。内毒素引起 DIC 的可能机制是:①使血管内皮细胞受损,一方面使 TF 暴露或表达增加,启动外源性凝血途径;另一方面使基底膜胶原暴露,通过接触而激活FⅫ,启动内源性凝血途径;②内皮损伤,胶原暴露,以及通过激活 PAF,使血小板活化、聚集;③细胞因子激活白细胞,释放炎性介质,进一步损伤血管内皮,使其抗凝功能降低;④内毒素表面带有负电荷,可通过表面接触而直接激活 FⅫ;⑤抑制血管内皮合成和释放纤溶酶原激活物(如 tPA),使纤溶过程减弱。

4. 肝功能严重障碍患者为何易诱发 DIC?

【答题要点】　肝功能严重障碍患者体内凝血、抗凝血、纤溶等发生紊乱容易诱发 DIC,其可能的机制为:①肝脏合成抗凝血酶Ⅲ、蛋白 C 及纤溶酶原减少;②肝细胞灭活 FⅨa,FⅩa,FⅪa 等凝血因子的能力下降;③肝炎病毒可激活凝血因子;④肝细胞大量坏死,可释放大量组织因子;⑤处理乳酸能力下降,易发生酸中毒,一方面,酸中毒可损伤血管内皮,启动凝血系统,另一方面,血液 PH 降低,使得凝血因子的酶活性升高。

5. 产科意外(如胎盘早剥、宫内死胎、羊水栓塞等)为何易发生 DIC?

【答题要点】　①孕妇血液中血小板及凝血因子(Ⅰ、Ⅱ、Ⅴ、Ⅶ、Ⅸ、Ⅹ、Ⅻ等)逐渐增多,而 AT-Ⅲ、t-PA、u-PA 降低,胎盘产生的纤溶酶原激活物抑制物增多,妊娠末期血液处于高凝状态;②胎盘早期剥离可使损伤的蜕膜中的 TF 释放入血,启动外源性凝血途径;③羊水中含有丰富的 TF,故羊水栓塞时也可启动外源性凝血途径。此外,羊水中的角化上皮细胞、胎脂、胎粪等颗粒物质,进入血液后可通过表面接触而激活 FⅫ,启动内源性凝血途径。羊水中还含有纤溶酶原激活物,激活纤溶系统,使血液由高凝状态迅速转入低凝状态,发生严重的产后出血。

(戴雍月)

第十一章　休　克

一、选择题

A 型题

1. 成年人急性失血超过总血量多少才能引起失血性休克　　　　　　　　　（　　）
   A. 10％～15％　　　　　　　　　　　　　B. 15％～20％
   C. 20％～25％　　　　　　　　　　　　　D. 25％～30％
   E. 30％～35％

2. 休克是　　　　　　　　　　　　　　　　　　　　　　　　　　　　（　　）
   A. 休克是剧烈的震荡或打击
   B. 休克是急性外周动脉紧张度不足所致的周围循环衰竭
   C. 休克是一种综合征,临床表现为脸色苍白、四肢发凉、出冷汗、脉搏细速、尿量减少及血压降低
   D. 休克是多病因、多发病环节、有多种体液因子参与,以微循环功能障碍为主要特征,并可能导致器官功能衰竭等严重后果的复杂的全身调节紊乱性病理过程
   E. 休克是机体对外来强烈刺激调节能力的丧失

3. 过敏性休克属　　　　　　　　　　　　　　　　　　　　　　　　　（　　）
   A. Ⅰ型变态反应　　　　　　　　　　　　B. Ⅱ型变态反应
   C. Ⅲ型变态反应　　　　　　　　　　　　D. Ⅳ型变态反应
   E. 以上都不是

4. 高排—低阻型休克最常见于　　　　　　　　　　　　　　　　　　　（　　）
   A. 失血性休克　　　　　　　　　　　　　B. 心源性休克
   C. 烧伤性休克　　　　　　　　　　　　　D. 创伤性休克
   E. 感染性休克

5. 休克早期引起微循环变化的最主要的因子是　　　　　　　　　　　　（　　）
   A. 儿茶酚胺　　　　　　　　　　　　　　B. 心肌抑制因子
   C. 血栓素 A_2　　　　　　　　　　　　　D. 内皮素
   E. 血管紧张素Ⅱ

6. 下列哪一类**不属于**低血容量休克的原因　　　　　　　　　　　　　（　　）
   A. 失血　　　　　　　　　　　　　　　　B. 烧伤
   C. 挤压伤　　　　　　　　　　　　　　　D. 感染

E. 脱水

7. 过敏性休克发病的主要环节为 （　　）

　　A. 回心血量减少　　　　　　　　　　B. 过敏毒素抑制心泵功能

　　C. 引起补体激活直接损伤细胞　　　　D. 扩血管物质引起血管床容量增加

　　E. 以上都不是

8. 神经源性休克发病的起始环节是 （　　）

　　A. 心泵功能因中枢抑制而障碍　　　　B. 血容量减少

　　C. 血管床容量增加　　　　　　　　　D. 交感神经肾上腺髓质兴奋

　　E. 以上都不是

9. 感染性休克最常见的病因是 （　　）

　　A. 革兰阳性菌　　　　　　　　　　　B. 革兰阴性菌

　　C. 病毒　　　　　　　　　　　　　　D. 螺旋体

　　E. 真菌

10. 暖休克的基本特征是 （　　）

　　A. 心输出量增加　　　　　　　　　　B. 动脉血压不降低

　　C. 高排—低阻　　　　　　　　　　　D. 皮肤温暖

　　E. 以上都不是

11. 冷休克的基本特征是 （　　）

　　A. 动脉血压下降　　　　　　　　　　B. 低排—高阻

　　C. 皮肤湿冷　　　　　　　　　　　　D. 心泵血功能降低

　　E. 以上都不是

12. 低排低阻型休克可见于 （　　）

　　A. 失血性休克　　　　　　　　　　　B. 创伤性休克

　　C. 烧伤性休克　　　　　　　　　　　D. 感染性休克

　　E. 休克失代偿期

13. 休克时儿茶酚胺增加导致微循环障碍,使组织灌流量减少的作用机制是 （　　）

　　A. 仅对血管 α 受体起作用　　　　　　B. 仅对血管 β 受体起作用

　　C. 对 α、β 受体均起作用　　　　　　　D. 对 α、β 受体均不起作用

　　E. 以上都不是

14. 休克早期"自身输血"作用主要是指 （　　）

　　A. 动—静脉吻合支开放,回心血量增加　　B. 容量血管收缩,回心血量增加

　　C. 醛固酮增多,钠水重吸收增加　　　　D. 抗利尿激素增多,重吸收水增加

　　E. 缺血缺氧,使红细胞生成增多

15. 休克早期"自身输液"作用主要是指 （　　）

　　A. 容量血管收缩,回心血量增加　　　　B. 抗利尿激素增多,水重吸收增加

　　C. 醛固酮增多,钠水重吸收增加　　　　D. 毛细血管内压降低,组织液回流增多

　　E. 动—静脉吻合支开放,回心血量增加

16. 休克早期血管扩张见于 （　　）

　　A. 皮肤血管　　　　　　　　　　　　B. 胃肠血管

　　C. 肾脏血管　　　　　　　　　　　　D. 骨骼肌血管

E. 心脏血管

17. 休克Ⅰ期(微循环缺血性缺氧期)微循环的变化下列哪一项是**错误**的　　　　　　(　　)

　　A. 微动脉收缩　　　　　　　　　　　　　B. 后微动脉收缩

　　C. 毛细血管前括约肌收缩　　　　　　　　D. 动—静脉吻合支收缩

　　E. 微静脉收缩

18. 休克的下列临床表现哪一项是**错误**的　　　　　　　　　　　　　　　　(　　)

　　A. 烦躁不安或表情淡漠甚至昏迷　　　　　B. 呼吸急促、脉搏细速

　　C. 血压均下降　　　　　　　　　　　　　D. 面色苍白或潮红、紫绀

　　E. 尿少或无

19. 休克时交感—肾上腺髓质系统处于　　　　　　　　　　　　　　　　　(　　)

　　A. 强烈兴奋　　　　　　　　　　　　　　B. 先兴奋后抑制,最后衰竭

　　C. 强烈抑制　　　　　　　　　　　　　　D. 先抑制后兴奋

　　E. 改变不明显

20. 休克Ⅰ期组织微循环灌流的特点是　　　　　　　　　　　　　　　　　(　　)

　　A. 多灌少流,灌多于流　　　　　　　　　B. 少灌少流,灌少于流

　　C. 少灌多流,灌少于流　　　　　　　　　D. 少灌少流,灌多于流

　　E. 多灌多流,灌少于流

21. **不符合**休克早期临床表现的是　　　　　　　　　　　　　　　　　　(　　)

　　A. 脸色苍白　　　　　　　　　　　　　　B. 四肢湿冷

　　C. 尿量减少　　　　　　　　　　　　　　D. 脉压增大

　　E. 收缩压稍升高

22. 休克时,产生酸中毒的原因**不包括**　　　　　　　　　　　　　　　　(　　)

　　A. 糖酵解加强　　　　　　　　　　　　　B. 肝脏不能利用乳酸

　　C. 组织灌流障碍　　　　　　　　　　　　D. 血液中 CO_2 增多

　　E. 丙酮酸不能氧化

23. 休克Ⅱ期(微循环淤血性缺氧期)微循环灌流的特点是　　　　　　　　　(　　)

　　A. 少灌少流,灌少于流　　　　　　　　　B. 少灌多流,灌少于流

　　C. 多灌少流,灌少于流　　　　　　　　　D. 多灌多流,灌多于流

　　E. 多灌多流,灌少于流

24. 休克早期心脑血流灌流情况是　　　　　　　　　　　　　　　　　　(　　)

　　A. 灌流量明显减少　　　　　　　　　　　B. 灌流量明显增加

　　C. 灌流量先增后减　　　　　　　　　　　D. 脑灌流量无明显改变,心灌流量增加

　　E. 脑灌流量增加,心灌流量无明显改变

25. 以下哪种调节肽是肾素—血管紧张素系统的内源性拮抗剂　　　　　　　(　　)

　　A. 心房钠尿肽　　　　　　　　　　　　　B. 血管活性肽

　　C. 降钙素基因相关肽　　　　　　　　　　D. 激肽

　　E. 内源性阿片肽

26. 哪一型休克易发生 DIC　　　　　　　　　　　　　　　　　　　　(　　)

　　A. 过敏性休克　　　　　　　　　　　　　B. 心源性休克

　　C. 感染性休克　　　　　　　　　　　　　D. 低血容量性休克

E. 神经源性休克

27. 下列哪种情况不会引起心源性休克　　　　　　　　　　（　　）

　　A. 大面积心肌梗死　　　　　　　　　　B. 严重心律紊乱

　　C. 急性心肌炎　　　　　　　　　　　　D. 心包填塞

　　E. 慢性心力衰竭

28. 休克时细胞最早发生损伤的部位　　　　　　　　　　　（　　）

　　A. 高尔基体　　　　　　　　　　　　　B. 线粒体

　　C. 细胞膜　　　　　　　　　　　　　　D. 溶酶体

　　E. 细胞核

29. 与休克时血液流变学改变特点**不符**的是　　　　　　　（　　）

　　A. 红细胞变形能力增加　　　　　　　　B. 白细胞附壁嵌塞

　　C. 血小板聚集　　　　　　　　　　　　D. 血浆黏滞度增高

　　E. 红细胞聚集

30. 休克时动—静脉短路开放的主要原因是　　　　　　　　（　　）

　　A. 去甲肾上腺素增多, 兴奋血管 a-受体　　B. 内源性鸦片样物质增加

　　C. 肥大细胞释放组胺增加　　　　　　　D. 肾上腺素大量增加, 兴奋血管 β-受体

　　E. PGI_2 增加, 引起血管扩张

31. 休克时血液的血细胞比容的变化规律是　　　　　　　　（　　）

　　A. 先正常后升高　　　　　　　　　　　B. 先正常后降低

　　C. 先降低后升高　　　　　　　　　　　D. 先升高后降低

　　E. 先降低后正常工作

32. 感染性休克易发生 DIC 是因为　　　　　　　　　　　（　　）

　　A. 内毒素损伤肝细胞使凝血因子产生减少

　　B. 感染往往损伤大量组织, 激活了外源性凝血系统

　　C. 病原微生物与毒素引起内皮细胞表达、释放组织因子而激活外源性凝血系统

　　D. 细菌与毒素损伤血管壁使通透性增高, 血液浓缩

　　E. 以上都不是

33. 消化道灌流不足而功能障碍可使休克难治的主要机制是　　　（　　）

　　A. 引起患者营养不良　　　　　　　　　B. 诱发 DIC 的发生

　　C. 产生神经介质而扩张血管　　　　　　D. 引起肝肾综合征

　　E. 肠屏障削弱, 肠道细菌与毒素移位入血

34. 休克时发生心力衰竭与下列哪种因素无关　　　　　　　（　　）

　　A. 冠脉血流量减少　　　　　　　　　　B. 代谢性酸中毒

　　C. 高钾血症　　　　　　　　　　　　　D. MDF 的作用

　　E. 心脏前负荷增加

35. 休克时钠泵运转失灵的机制是　　　　　　　　　　　（　　）

　　A. 磷酸化酶的活性加强　　　　　　　　B. 己糖激酶活性加强

　　C. 无氧酵解显著增强, 乳酸生成增多　　　D. 有氧氧化减弱, 使 ATP 生成显著减少

　　E. 糖原分解加强而耗竭

36. 休克时最常出现的酸碱失衡是 （　　）
 A. 代谢性碱中毒　　　　　　　　　　B. 呼吸性酸中毒
 C. AG 正常性代谢性酸中毒　　　　　D. AG 升高性代谢性酸中毒
 E. 混合性酸中毒

37. 平均动脉压低于下列何种数值时出现脑功能障碍 （　　）
 A. 30 mmHg　　　　　　　　　　　B. 40 mmHg
 C. 50 mmHg　　　　　　　　　　　D. 60 mmHg
 E. 70 mmHg

38. 严重休克患者晚期或经抢救后常发生呼吸衰竭,是因为 （　　）
 A. 危重患者常并发肺部感染　　　　　B. 肺内容易形成微血栓
 C. 发生了呼吸膜损伤　　　　　　　　D. 发生了左心衰竭肺水肿
 E. 治疗时输液过多或吸入高浓度氧

39. 休克早期发生少尿是由于 （　　）
 A. 肾小球滤过率增加　　　　　　　　B. 肾小管重吸收增加
 C. 肾前性肾功能衰竭　　　　　　　　D. 肾性肾功能衰竭
 E. 急性肾小管坏死

40. 心源性休克发病的中心环节是 （　　）
 A. 回心血量减少　　　　　　　　　　B. 心率过快
 C. 心肌收缩力降低　　　　　　　　　D. 心输出量降低
 E. 心律紊乱

41. 分布异常性休克时,下列哪种变化一般不存在 （　　）
 A. 血管扩张　　　　　　　　　　　　B. 回心血量减少
 C. 血容量减少　　　　　　　　　　　D. 腹脏内脏小血管舒张
 E. 血压下降

42. 失血性休克早期最易受损的器官是 （　　）
 A. 心　　　　　　　　　　　　　　　B. 肝
 C. 肺　　　　　　　　　　　　　　　D. 肾
 E. 脑

43. 休克Ⅰ期发生的急性肾功能衰竭属 （　　）
 A. 肾前性肾功能衰竭　　　　　　　　B. 肾后性肾功能衰竭
 C. 肾性肾功能衰竭　　　　　　　　　D. 肾前性和肾性肾功能衰竭
 E. 器质性肾功能衰竭

44. 在各类休克晚期,均可发生内毒素血症,是由于 （　　）
 A. 继发革兰氏阴性菌感染　　　　　　B. 继发革兰氏阳性菌感染
 C. 免疫功能紊乱　　　　　　　　　　D. 消化道功能紊乱
 E. 并发肺炎

45. 对微静脉具有强烈收缩作用的是 （　　）
 A. 儿茶酚胺　　　　　　　　　　　　B. 组胺
 C. 5-羟色胺　　　　　　　　　　　　D. 心房钠尿肽
 E. 激肽

46.引起多器官功能障碍综合征(MODS)的病因以哪类休克为最常见　　　　　　（　　）

    A.失血性休克　　　　　　　　　　　　B.心源性休克

    C.烧伤性休克　　　　　　　　　　　　D.创伤性休克

    E.感染性休克

47.休克时正确的补液原则是　　　　　　　　　　　　　　　　　　　　　　　　（　　）

    A.如血压正常不必补液

    B.补充丧失的部分液体,即"失多少,补多少"

    C.补充丧失的部分液体和当天继续丧失的液体

    D."需多少,补多少"

    E.补液宁多勿少

48.休克患者监测补液的最佳指标是　　　　　　　　　　　　　　　　　　　　　（　　）

    A.血压　　　　　　　　　　　　　　　B.脉压差

    C.尿量　　　　　　　　　　　　　　　D.肺动脉楔入压

    E.脉搏

49.选择扩血管药治疗休克应首先　　　　　　　　　　　　　　　　　　　　　　（　　）

    A.充分补足血容量　　　　　　　　　　B.纠正酸中毒

    C.改善心脏功能　　　　　　　　　　　D.去除原发病因

    E.给予缩血管药

50.休克时,输血和输液的比例以血细胞压积控制在哪个范围最适合　　　　　　（　　）

    A.25%~30%　　　　　　　　　　　　B.30%~35%

    C.35%~40%　　　　　　　　　　　　D.40%~45%

    E.45%~50%

B 型题

    A.感染性休克　　　　　　　　　　　　B.过敏性休克

    C.低血容量性休克　　　　　　　　　　D.心源性休克

    E.神经源性休克

1.高位脊髓麻醉属　　　　　　　　　　　　　　　　　　　　　　　　　　　　（　　）

2.严重烧伤早期属　　　　　　　　　　　　　　　　　　　　　　　　　　　　（　　）

3.严重烧伤晚期可发生　　　　　　　　　　　　　　　　　　　　　　　　　　（　　）

4.大面积心肌梗死可发生　　　　　　　　　　　　　　　　　　　　　　　　　（　　）

    A.缩血管药物　　　　　　　　　　　　B.扩血管药物

    C.补充血容量　　　　　　　　　　　　D.盐皮质激素

    E.心得安

5.过敏性休克的首选治疗药物是　　　　　　　　　　　　　　　　　　　　　　（　　）

6.休克早期的发病学治疗主要是　　　　　　　　　　　　　　　　　　　　　　（　　）

7.休克后期可选用　　　　　　　　　　　　　　　　　　　　　　　　　　　　（　　）

    A.少灌少流,灌少于流　　　　　　　　B.少灌多流,灌少于流

    C.多灌多流,灌大于流　　　　　　　　D.灌而少流,灌大于流

    E.不灌不流

8. 休克微循环缺血性缺氧期特点是 （ ）

9. 休克微循环淤血性缺氧期特点是 （ ）

10. 休克微循环衰竭期特点是 （ ）

    A. 缺血性缺氧期　　　　　　　　　B. 淤血性缺氧期

    C. 微循环衰竭期　　　　　　　　　D. DIC 期

    E. 休克难治期

11. 小静脉收缩，肝储血库收缩 （ ）

12. 组织液反流入血 （ ）

13. 血浆外渗到组织间隙 （ ）

C 型题

    A. 低排高阻型休克　　　　　　　　B. 高排低阻型休克

    C. 两者均有　　　　　　　　　　　D. 两者均无

1. 失血性休克 （ ）

2. 感染性休克 （ ）

3. 烧伤性休克早期 （ ）

4. 心源性休克 （ ）

    A. 低血容量性休克　　　　　　　　B. 血管源性休克

    C. 两者均有　　　　　　　　　　　D. 两者均无

5. 严重腹泻、呕吐患者引起的休克属 （ ）

6. 挤压综合征患者解除压迫后引起的休克属 （ ）

7. 神经源性休克属 （ ）

8. 感染性休克属 （ ）

    A. 心输出量急剧减少　　　　　　　B. 外周阻力降低

    C. 两者均有　　　　　　　　　　　D. 两者均无

9. 失血性休克早期可出现 （ ）

10. 心源性休克早期可能出现 （ ）

11. 高动力型休克可出现 （ ）

    A. 血容量减少　　　　　　　　　　B. 血管床容量增加

    C. 两者均有　　　　　　　　　　　D. 两者均无

12. 失血性休克早期 （ ）

13. 失血性休克进展期 （ ）

14. 神经源性休克 （ ）

    A. 促炎作用　　　　　　　　　　　B. 抗炎作用

    C. 两者均有　　　　　　　　　　　D. 两者均无

15. 炎细胞 （ ）

16. 促炎细胞因子的可溶性受体 （ ）

    A. 抗炎治疗　　　　　　　　　　　B. 免疫刺激治疗

    C. 两者均可　　　　　　　　　　　D. 两者均不可

17. 全身炎症反应综合征（SIRS） （ ）

18. 代偿性抗炎反应综合征(CARS) （　　）
    A. 扩张小血管　　　　　　　　　　B. 增加毛细血管通透性
    C. 两者均有　　　　　　　　　　　D. 两者均无

19. 多巴胺 （　　）
20. 组胺 （　　）
21. 5-羟色胺 （　　）
22. 激肽 （　　）
23. 血管升压素 （　　）

X 型题

1. 休克进展期与休克早期相比较,其不同的临床表现为 （　　）
    A. 脸色苍白,少尿　　　　　　　　　B. 四肢冰冷,出冷汗
    C. 神志可转入昏迷　　　　　　　　　D. 血压进行性下降

2. 休克进入晚期发生 DIC 的机制是 （　　）
    A. 血液浓缩,黏滞性增高　　　　　　B. 严重创伤的组织因子入血
    C. 内皮细胞表达、释放组织因子　　　D. 儿茶酚胺大量生成

3. 休克早期机体代偿表现有 （　　）
    A. 血液重分配　　　　　　　　　　B. 血容量增加
    C. 微静脉收缩回心血量增加　　　　　D. 毛细血管床容量增加

4. 休克时酸中毒对机体的影响 （　　）
    A. 使氧离曲线左移　　　　　　　　　B. 促使 DIC 发生
    C. 使心肌收缩性减弱　　　　　　　　D. 使血钾升高

5. 休克时 ATP 不足可引起哪些后果 （　　）
    A. 胞内 Na^+ 增多　　　　　　　　　B. 细胞内 K^+ 增多
    C. 细胞水肿　　　　　　　　　　　　D. 细胞脱水

6. 下述哪些休克发生的始动环节是血管床容量增加 （　　）
    A. 过敏性休克　　　　　　　　　　　B. 高动力性感染性休克
    C. 神经源性休克　　　　　　　　　　D. 失血性休克

7. 休克肺患者尸解时肺镜检的特点有 （　　）
    A. 间质性和肺泡性肺水肿　　　　　　B. 局限性肺不张
    C. 肺毛细血管内微血栓堵塞　　　　　D. 肺泡透明膜形成

8. 目前在抗休克治疗中缩血管药物的使用原则是 （　　）
    A. 用于休克期血压降低不明显的患者　B. 用于休克后期
    C. 用于高排低阻型休克　　　　　　　D. 用于过敏性休克和神经源性休克

9. 扩血管药物可用于 （　　）
    A. 过敏性休克　　　　　　　　　　　B. 低血容量性休克
    C. 神经源性休克　　　　　　　　　　D. 低排高阻型休克

10. 休克进展期回心血量进行性减少的机制是 （　　）
    A. 微循环淤滞,毛细血管床容量大大增加
    B. 毛细血管流体静压增高,液体外渗

C.组胺等血管活性物质引起毛细血管通透性增高

D.凝血因子耗竭出血

11.休克进展期血液流变学变化的特点是 （　　）

  A.白细胞贴壁黏附   B.血液浓缩血浆黏度增大

  C.红细胞聚集   D.血小板黏附聚集

12.休克由缺血性缺氧期发展到淤血性缺氧期的关键因素是 （　　）

  A.组织严重缺血缺氧,引起酸中毒   B.NO 增多

  C.局部舒血管代谢产物增多   D.血栓素 A_2 增多

13.SIRS 的主要临床表现包括 （　　）

  A.体温>38℃ 或<36℃

  B.心率>90 次/min

  C.呼吸>20 次/min 或 $PaCO_2$<32mmHg

  D.白细胞计数>$12×10^9$/L,或<$4.0×10^9$/L,或幼稚粒细胞>10%

14.休克晚期为难治期是因为 （　　）

  A.重要器官功能衰竭   B.微血管麻痹

  C.DIC 形成   D.全身炎症反应综合征

15.休克可引起心衰,其机制是 （　　）

  A.冠状动脉灌流量下降   B.酸中毒

  C.高钾血症   D.MDF 的作用

16.休克早期的变化有一定代偿意义,如 （　　）

  A.容量血管收缩,增加回心血量   B.肾血管收缩缺氧,增加红细胞生成素

  C.皮肤血管收缩减少散热   D.血液重新分布

17.较易引起 DIC 的休克类型是 （　　）

  A.失血性休克   B.神经源性休克

  C.感染性休克   D.创伤性休克

18.各类休克晚期可发生内毒素血症,是由于 （　　）

  A.肠道细菌人血   B.免疫功能降低

  C.补体缺乏   D.肠屏障功能严重受损

19.目前认为休克时细胞的损伤是 （　　）

  A.由于缺氧所致   B.由于酸中毒所致

  C.由于氧自由基所致   D.由于 ATP 生成减少所致

20.休克时细胞受损主要包括 （　　）

  A.细胞膜受损   B.溶酶体受损

  C.线粒体受损   D.细胞凋亡

21.分布异常性休克见于 （　　）

  A.心源性休克   B.感染性休克

  C.过敏性休克   D.神经源性休克

22.毛细血管无复流现象是由于 （　　）

  A.血流量减少   B.白细胞黏附

  C.内皮细胞肿胀   D.微血栓形成

23.符合迟发双相型多器官功能障碍综合征(MODS)的发病经过是　　　　　　　(　)
　　A.常发生在失血、感染等原发因子作用经过一定的时间后
　　B.多发性创伤直接引起两个以上的器官功能障碍
　　C.病程中有两个高峰出现
　　D.第一次打击常非常严重,第二次打击可能较缓和

24.多器官功能障碍综合征(MODS)的发病机制是　　　　　　　　　　　　　(　)
　　A.全身炎症反应失控　　　　　　　　　B.促炎—抗炎介质平衡紊乱
　　C.器官微循环灌注障碍　　　　　　　　D.高代谢状态

25.连续性血液净化的作用　　　　　　　　　　　　　　　　　　　　　　　(　)
　　A.有效地清除血液循环中的炎性介质
　　B.清除肺间质水肿,改善微循环和细胞的摄氧能力
　　C.从肠外输入营养,并排除过多的水分
　　D.清除代谢产物,调整水电解质和酸碱平衡

【答案】

A 型题

　　1.D　2.D　3.A　4.E　5.A　6.D　7.D　8.C　9.D　10.C　11.B　12.E　13.C　14.B　15.D
16.E　17.D　18.C　19.A　20.B　21.D　22.E　23.C　24.D　25.A　26.C　27.E　28.C　29.A
30.D　31.C　32.C　33.E　34.E　35.D　36.D　37.C　38.C　39.C　40.D　41.C　42.D　43.A　44.D
45.C　46.E　47.D　48.D　49.A　50.C

B 型题

　　1.E　2.C　3.A　4.D　5.A　6.C　7.A　8.A　9.D　10.E　11.A　12.A　13.B

C 型题

　　1.A　2.C　3.A　4.A　5.A　6.A　7.B　8.B　9.A　10.A　11.B　12.A　13.C　14.B　15.C
16.B　17.A　18.B　19.D　20.C　21.B　22.C　23.D

X 型题

　　1.CD　2.ABC　3.ABC　4.BCD　5.AC　6.ABC　7.ABCD　8.BCD　9.BD　10.ABC　11.ABCD
12.ABC　13.ABCD　14.ABCD　15.ABCD　16.ACD　17.CD　18.ABD　19.ABCD　20.ABCD
21.BCD　22.BCD　23.AC　24.ABCD　25.ABCD

二、名词解释

1. shock

　　【答案】　由于急性循环障碍使组织血液灌流量严重不足,以至于各重要生命器官机能代谢发生严重障碍的一个全身性病理过程。

2. 低血容量性休克

　　【答案】　由于血容量减少引起的休克称为低血容量性休克。见于失血、失液、烧伤等。在临床上出现"三低一高"的典型表现,即中心静脉压、心输出量、动脉血压降低,而总外周阻力增高。

3. 心源性休克

　　【答案】　大面积急性心肌梗死、急性心肌炎、心脏压塞及严重的心律紊乱(房颤与室颤),

引起心输出量急剧减少,有效循环血量和灌流量显著下降,称为心源性休克。

4.神经源性休克

【答案】 强烈的神经刺激可导致神经源性休克,常见于剧烈疼痛,高位脊髓麻醉或损伤引起血管运动中枢抑制。患者血管舒张,外周阻力降低,回心血量减少,血压下降。

5.分布异常性休克

【答案】 感染性、过敏性和神经源性休克患者血容量并不减少,但都有血管床容积增大、有效循环血量相对不足、循环血量分布异常,导致组织灌流及回心血量减少。不同病因通过内源性或外源性血管活性物质的作用,使小血管特别是腹腔内脏的小血管舒张,血管床容积扩大导致血液分布异常,大量血液淤滞在舒张的小血管内,使有效循环血量减少,因此而引起的休克也称为血管源性休克。

6.高排低阻型休克

【答案】 血流动力学特点是总外周阻力降低,心输出量增高,血压稍降低,脉压可增大,皮肤血管扩张或动—静脉吻合支(亦称动—静脉短路)开放,血流增多使皮肤温度升高,又称为暖休克。

7.低排高阻型休克

【答案】 血流动力学特点是心输出量降低,总外周阻力增高,血压降低可不明显,但脉压明显缩小,皮肤血管收缩,血流减少使皮肤温度降低,又称为冷休克。

8.休克肾

【答案】 休克初期,由于肾灌流不足、肾小球滤过减少,发生功能性肾功能衰竭;如果休克持续时间延长,或不恰当地长时间大剂量应用缩血管药,可出现急性肾小管坏死,发生器质性肾功能衰竭。

9.休克肺

【答案】 严重休克患者晚期,经复苏治疗后发生急性呼吸衰竭。肺部主要病理变化为急性炎症导致的呼吸膜损伤,主要病理特征为肺泡内毛细血管 DIC、肺水肿形成、肺泡微萎陷和透明膜形成。

10.多器官功能障碍综合征(MODS)

【答案】 指在严重创伤、感染和休克时,原无器官功能障碍的患者同时或在短时间内相继出现两个以上器官系统的功能障碍。

11.全身炎症反应综合征(SIRS)

【答案】 指机体失控的自我持续放大和自我破坏的炎症。

12.代偿性抗炎反应综合征(CARS)

【答案】 是指感染或创伤时机体产生可引起免疫功能降低和对感染易感性增加的过于强烈的内源性抗炎反应。

三、简答题

1.简述休克的分类。

【答题要点】 ①按病因分类:分为失血性休克、失液性休克、创伤性休克、烧伤性休克、感染性休克、过敏性休克、神经源性休克和心源性休克等;②按休克发生的起始环节分类:低血容量性休克、血管源性休克、心源性休克;③按血流动力学特点分类:高排低阻型休克、低排高阻型休克、低排低阻型休克。

2.休克患者往往会发生哪些酸碱紊乱,简述其机制。

【答题要点】 细胞无氧酵解增强使乳酸生成增多,肝脏又不能充分将其摄取转化为葡萄糖;加上灌流障碍和肾功能受损,代谢产物不能及时清除,因此发生代谢性酸中毒。休克早期由于创伤、出血、感染等刺激引起呼吸加快,通气增多,可出现 $PaCO_2$ 下降和呼吸性碱中毒。休克后期可发生"休克肺",如并发严重的通气障碍,则可出现呼吸性酸中毒。

3.什么是休克患者的"自我输血",其发生机制及意义如何?

【答题要点】 在休克早期,通过容量血管收缩,增加回心血量的代偿方式。机制:交感-肾上腺髓质系统兴奋,儿茶酚胺增多。意义:增加回心血量,有利于维持动脉血压。

4.什么是休克患者的"自我输液",其发生机制及意义如何?

【答题要点】 在休克早期,通过组织液回流进入血管,增加回心血量的代偿方式。机制:由于微动脉、后微动脉和毛细血管前括约肌比微静脉对儿茶酚胺更为敏感,导致毛细血管前阻力大于后阻力,毛细血管中流体静压下降。意义:增加回心血量,有利于维持动脉血压。

5.简述脑功能在休克过程中的变化。

【答题要点】 脑功能在休克过程中的变化是①休克早期,由于血液重新分布及脑循环的自身调节特点,使脑血流量基本正常。因而除了因应激引起的烦躁不安外,无明显的脑功能障碍表现。②休克期,动脉血压的进行性下降(BP<7kPa)或脑循环出现 DIC 时,使脑血流量显著减少,脑组织缺血缺氧进行性加重,脑功能由兴奋转为抑制。患者神志淡漠,甚至昏迷。

6.为何休克难治与 DIC 的发生有关。

【答题要点】 休克一旦并发 DIC,对微循环和各器官功能产生严重影响,使病情恶化:①微血栓阻塞微循环通道,使回心血量锐减;②凝血与纤溶过程中的产物,如纤维蛋白原和纤维蛋白降解产物(FDPs)和某些补体成分,增加血管通透性,加重微血管舒缩功能紊乱;③DIC 时出血,导致循环血量进一步减少,加重了循环障碍;④器官栓塞梗死,器官功能障碍,给治疗造成极大困难。

7.简述 MODS 的发病机制。

【答题要点】 ①全身炎症反应失控;②促炎-抗炎介质平衡紊乱;③器官微循环灌注障碍;④高代谢状态;⑤缺血-再灌注损伤。

8.简述休克早期患者脸色苍白、皮肤湿冷、脉搏细速、脉压减小和尿量减少的机制。

【答题要点】 交感-肾上腺髓质系统强烈兴奋使皮肤血管收缩,导致苍白、冷;交感神经兴奋汗腺分泌增加,引起湿;交感-肾上腺髓质系统强烈兴奋使心率加快,外周阻力增加,使舒张压升高,故脉搏细速、脉压减小;肾血管收缩,肾灌流量减少,导致尿量减少。

9.没有失血或失液的休克患者是否需要补液?为什么?如何监控补液量?

【答题要点】 没有失血失液的休克患者也需补液,因血管容量增加或血浆外渗至组织间隙有效循环血量都是减少的。可动态观察静脉充盈程度、尿量、血压和脉搏等指标,有条件时应动态监测中心静脉压或肺动脉楔压。

10.目前在休克治疗中缩血管和扩血管药物使用的原则是什么?

【答题要点】 一般在休克早期,需选择性地扩张微血管以减少微血管的过度代偿而强烈收缩;在休克后期,可选用血管收缩剂,起轻度选择性收缩作用,特别对肌性小静脉或微静脉作用后可防止容量血管的过度扩张。对于特殊类型的休克如过敏性休克和神经源性休克,使用缩血管药物是最佳选择。

四、论述题

1. 试述休克早期微循环的改变及其机制。

【答题要点】 微循环的改变:主要有小血管收缩或痉挛,尤其是微动脉、后微动脉和毛细血管前括约肌的收缩,使毛细血管前阻力增加,真毛细血管关闭,真毛细血管网血流量减少,血流速度减慢;血液通过直捷通路和开放的动—静脉吻合支回流,使组织灌流量减少,出现少灌少流、灌少于流的情况,组织呈缺血、缺氧状态。

微循环改变的机制:主要与各种原因引起交感—肾上腺髓质系统强烈兴奋有关,儿茶酚胺大量释放入血,皮肤、腹腔内脏和肾的小血管有丰富的交感缩血管纤维支配,α-肾上腺素受体又占优势。在交感神经兴奋和儿茶酚胺增多时,这些脏器的微血管收缩,毛细血管前阻力明显升高,微循环灌流急剧减少;而β-肾上腺素受体受刺激则使动—静脉吻合支开放,使微循环非营养性血流增加,营养性血流减少,组织发生严重的缺血性缺氧。此外,休克早期体内产生的血管紧张素Ⅱ等其他体液因子也都有促使血管收缩的作用。

2. 试述休克进展期微循环的改变及其机制。

【答题要点】 微循环的改变:特征是淤血。休克持续一定时间,内脏微血管的自律运动现象首先消失,终末血管床对儿茶酚胺的反应性降低,同时微动脉和后微动脉痉挛也较前减轻,血液不再局限于通过直捷通路,而是大量进入真毛细血管网,微循环血液灌多流少,毛细血管中血液淤滞,处于低灌流状态,组织细胞严重淤血性缺氧。

微循环改变的机制:①酸中毒:酸中毒导致血管平滑肌对儿茶酚胺的反应性降低,使微血管舒张;②局部舒血管代谢产物增多:组胺、腺苷、激肽类物质生成增多,可引起血管平滑肌舒张和毛细血管扩张。此外,细胞解体时释出 K^+ 增多也是此期出现微血管扩张的重要原因之一;③血液流变学的改变:血液流速明显降低,血液黏度增高,白细胞滚动、贴壁、黏附于内皮细胞,嵌塞毛细血管或在微静脉附壁黏着,使毛细血管后阻力增加;④内毒素等的作用:LPS 和其他毒素可通过多种途径引起血管平滑肌舒张,导致持续性的低血压。⑤体液因子:如内啡肽抑制心血管中枢、降低血压;肿瘤坏死因子(TNF)、白介素-1(IL-1)诱导细胞黏附分子的表达,促进白细胞附壁黏着于微静脉,增加微循环流出道的阻力;激肽扩张小血管,增高微血管通透性等。

3. 休克晚期易发生 DIC 的机制。

【答题要点】 (1)血液高凝状态:休克进入淤血性缺氧期后,血液进一步浓缩,血细胞压积增大和纤维蛋白原浓度增加、血细胞聚集、血液黏滞度增高,血液处于高凝状态,加上血流速度显著减慢,酸中毒越来越严重,可能诱发 DIC;(2)凝血系统激活:特别是感染性休克,病原微生物与毒素直接和(或)通过单核—巨噬细胞分泌促炎细胞因子,可刺激单核细胞和血管内皮细胞表达、释放组织因子,从而激活凝血系统;严重的创伤性休克,组织因子入血,直接启动凝血过程;(3)单核—巨噬细胞系统功能下降:因缺血、内毒素的封闭作用及细胞因子的损伤作用,使单核巨噬细胞系统清除凝血和促凝血物质能力降低。

4. 休克早期微循环的改变有何代偿意义?

【答题要点】 (1) 有助于休克早期动脉血压的维持:①外周血管阻力增高交感神经兴奋及多种缩血管物质增多使阻力血管收缩,提高外周阻力。②心输出量增加:儿茶酚胺通过心

肌 β-受体使心肌收缩力增强、心率加快。③回心血量增加：肌性微静脉和小静脉收缩，肝脾储血库紧缩可迅速而短暂地减少血管床容量，增加回心血量，有利于维持动脉血压。这种代偿起到"自身输血"的作用，是休克时增加回心血量的"第一道防线"。由于微动脉、后微动脉和毛细血管前括约肌比微静脉对儿茶酚胺更为敏感，导致毛细血管前阻力大于后阻力，毛细血管中流体静压下降，促使组织液回流进入血管，起到"自身输液"的作用，是休克时增加回心血量的"第二道防线"。(2)有助于心脑血液供应的维持：皮肤、腹腔内脏和肾脏的血管 β-受体密度高，对儿茶酚胺比较敏感，收缩明显；而脑动脉和冠状动脉血管则无明显改变。当平均动脉压在 55～140mmHg 范围内，由于脑血管的自我调节，可使脑灌流量稳定在一定水平。因此，微循环反应的不均一性使血液重新分布，起"移缓救急"的作用，保证了主要生命器官心、脑的血液供应。

5. 试述休克进展期微循环改变的后果。

【答题要点】　休克早期形成的代偿机制逐渐丧失，机体由代偿逐渐向失代偿发展，全身器官灌流进行性减少，相继出现功能障碍，并形成恶性循环。①有效循环血量进行性减少：由于微循环流入端扩张，而流出端因血细胞黏附和聚集使流出阻力增大，毛细血管内流体静压升高，不仅组织液进入毛细血管的缓慢"自身输液"停止，反而有血浆渗出到组织间隙。毛细血管大量开放，血液在毛细血管中淤滞，使有效循环血量相对减少。由于组胺、激肽、前列腺素等的作用引起毛细血管通透性增高；由于酸性代谢产物、溶酶体水解产物的作用使组织间隙胶原蛋白的亲水性增加，均可促进血浆外渗，引起血液浓缩。静脉系统容量血管扩张，增大血管床容积，使回心血量减少，"自身输血"的效果丧失。②血流阻力进行性增大：血黏度和血细胞比容增高，血细胞黏附、聚集，甚至嵌塞在血流速度慢的微循环流出道，使血流阻力显著增大。③循环灌注压降低：小动脉和微动脉等阻力血管扩张，使外周阻力降低；有效循环血量减少；持续缺血使内毒素、H^+、K^+ 等多种抑制心肌收缩物质增多，造成心肌收缩舒张功能障碍，结果导致血压进行性下降。④重要器官灌流量减少、功能障碍：由于有效循环血量进行性减少、血流阻力增大和微循环灌注压降低，加上微循环血管反应性降低，不能对重要器官血流进行调节，体内广泛组织器官灌流进行性降低，发生代谢、功能障碍，出现典型的休克临床表现。

（郑绿珍）

第十二章　缺血—再灌注损伤

一、选择题

A 型题

1. 缺血—再灌注损伤发生的原因主要是 （　）
   A. 血管痉挛,组织缺血
   B. 血管内血栓形成,阻断血流
   C. 器官在缺血耐受期内恢复血流
   D. 器官在可逆性损伤期内恢复血流
   E. 以上都不对

2. 缺血—再灌注损伤是指 （　）
   A. 缺血后恢复血流灌注引起的后果
   B. 缺血后恢复血流灌注引起的组织损伤
   C. 无钙后再用含钙溶液灌注引起钙超载
   D. 缺氧后再用富氧液灌注引起的组织损伤
   E. 以上都不对

3. 下述何种不会有缺血—再灌注损伤 （　）
   A. 冠脉搭桥术后
   B. 体外循环后
   C. 器官移植后
   D. 心肌梗死后
   E. 心肺复苏

4. 下列说法正确的是 （　）
   A. 所有缺血的组织器官在血流恢复后都会发生缺血—再灌注损伤
   B. 缺血时间越长越容易发生缺血—再灌注损伤
   C. 心、脑较其他器官易发生再灌注损伤
   D. 低温(25℃)低压灌注可诱发再灌注损伤
   E. 高钙灌注可减轻再灌注损伤

5. 下述情况可使氧反常损伤的程度加重,除了 （　）
   A. 缺氧的时间越长
   B. 缺氧时的温度越高
   C. 缺氧时酸中毒程度越重
   D. 重给氧时氧分压越高
   E. 再灌时 pH 纠正缓慢

6. 下列关于活性氧说法**不正确**的是 （　）
   A. 化学性质较基态氧活泼的含氧物质
   B. 氧自由基属活性氧
   C. H_2O_2 属活性氧
   D. O_2 不属活性氧

E. 活性氧易氧化不饱和脂肪酸

7. 下列哪一个最符合自由基的概念 （ ）

    A. 能自由发生反应的原子、原子团和分子

    B. 化学性质极为活泼的原子、原子团和分子

    C. 具有单价的原子、原子团和分子

    D. 外层轨道上具有配对电子的原子、原子团和分子

    E. 外层轨道上具有不配对电子的原子、原子团和分子

8. 下面哪个**不是**自由基 （ ）

    A. $NO\cdot$ B. O_2^-

    C. $OH\cdot$ D. CO_2

    E. $LOO\cdot$

9. 缺血—再灌注时细胞内氧自由基的生成增加不见于 （ ）

    A. 中性粒细胞活化   B. 儿茶酚胺的增加

    C. 黄嘌呤氧化酶形成减少   D. 细胞内抗氧化酶类活性下降

    E. 线粒体受损、细胞色素氧化酶系统功能失调

10. 再灌注时氧自由基主要由下列哪一种细胞产生 （ ）

    A. 中性粒细胞   B. 巨噬细胞

    C. 单核细胞   D. 血管内皮细胞

    E. 淋巴细胞

11. 黄嘌呤脱氢酶转化为黄嘌呤氧化酶最直接的条件是 （ ）

    A. Ca^{2+}依赖性蛋白水解酶激活   B. 细胞内Ca^{2+}增多

    C. 次黄嘌呤堆积   D. ATP含量降低

    E. 以上都不对

12. 自由基攻击的细胞成分**不包括** （ ）

    A. 膜脂质   B. 蛋白质

    C. DNA   D. 电解质

    E. 线粒体

13. 缺血—再灌注损伤时线粒体生成氧自由基增多的机制是 （ ）

    A. 缺血时线粒体内氧减少

    B. NADPH氧化酶的活性减弱

    C. NADH氧化酶的活性减弱

    D. Ca^{2+}进入线粒体增多,使细胞色素氧化酶功能失调

    E. 氧化磷酸化反应抑制

14. 下列哪一项与细胞内钙超负荷发生**无关** （ ）

    A. 细胞膜损伤   B. $Na^+\text{-}Ca^{2+}$交换异常

    C. 儿茶酚胺减少   D. 钙泵功能障碍

    E. 线粒体功能障碍

15. 白细胞介导缺血—再灌注损伤的机制是 （ ）

    A. 阻塞毛细血管   B. 增加血管通透性

    C. 产生氧自由基   D. 释放溶酶体酶

E. 以上都是

16. Na^+/Ca^{2+} 交换蛋白的活性主要受下列哪一物质的调节 （　　）

　　A. Ca^{2+} 的跨膜浓度梯度　　　　　　　　B. Na^+ 的跨膜浓度梯度

　　C. H^+ 的跨膜浓度梯度　　　　　　　　　D. PKC

　　E. PLC

17. 肌浆网膜损伤引起钙超载的机制是 （　　）

　　A. 肌浆网对 Ca^{2+} 的通透性增高

　　B. 肌浆网钙泵摄 Ca^{2+} 减少

　　C. 蛋白激酶 C 活化激活 Na^+/Ca^{2+} 交换蛋白

　　D. Ca^{2+} 从肌浆网流入胞浆增多

　　E. 以上均不是

18. 下述那种物质是通过促使肌浆网释放 Ca^{2+} 而引起心肌细胞内钙超载 （　　）

　　A. 磷脂酰肌醇　　　　　　　　　　　　　B. 三磷酸肌醇（IP_3）

　　C. 甘油二酯（DG）　　　　　　　　　　　D. cAMP

　　E. 肾上腺素

19. 缺血—再灌注性心率失常最常见的类型 （　　）

　　A. 房性心律失常　　　　　　　　　　　　B. 室性心律失常

　　C. 房室交界部阻滞　　　　　　　　　　　D. 房室传导阻滞

　　E. 房颤

20. 心肌顿抑的最基本特征是缺血—再灌注后 （　　）

　　A. 心肌细胞坏死　　　　　　　　　　　　B. 代谢延迟恢复

　　C. 结构改变延迟恢复　　　　　　　　　　D. 收缩功能延迟恢复

　　E. 心功能立即恢复

21. 脑缺血—再灌损伤,细胞内第二信使分子的变化为 （　　）

　　A. cAMP↓、cGMP↓　　　　　　　　　　B. cAMP↑、cGMP↑

　　C. cAMP↑、cGMP↓　　　　　　　　　　D. cAMP↓、cGMP↑

　　E. 两者均正常

22. 下列各种酶中,哪个不是自由基清除剂 （　　）

　　A. 过氧化氢酶　　　　　　　　　　　　　B. 过氧化物酶

　　C. SOD　　　　　　　　　　　　　　　　D. CAT

　　E. NADH 氧化酶

23. 催化超氧阴离子生成 H_2O_2 是 （　　）

　　A. 维生素 E　　　　　　　　　　　　　　B. 维生素 C

　　C. SOD　　　　　　　　　　　　　　　　D. 维生素 A

　　E. GSH

B 型题

　　A. 维生素 A　　　　　　　　　　　　　　B. 超氧化物歧化酶

　　C. 过氧化氢酶　　　　　　　　　　　　　D. 别嘌呤醇

　　E. 二甲基亚砜

1. 清除 $^1O_2$ 的是　　　　　　　　　　　　　　　　　　　　　　（　　）
2. 清除 OH· 的是　　　　　　　　　　　　　　　　　　　　　　（　　）
　　A. Na^+/Ca^{2+} 交换蛋白　　　　　　　　B. H^+/Na^+ 交换蛋白
　　C. Ca^{2+} 泵　　　　　　　　　　　　　　D. K^+/Ca^{2+} 交换蛋白
　　E. Na^+ 泵
3. 缺血—再灌注损伤时 Ca^{2+} 进入细胞的主要途径　　　　　　　（　　）
4. 细胞膜两侧 H^+ 浓度差引起钙超载主要是经激活　　　　　　　（　　）
5. 与细胞水肿形成有关的是　　　　　　　　　　　　　　　　　　（　　）
　　A. 黄嘌呤氧化酶　　　　　　　　　　　　B. 黄嘌呤脱氢酶
　　C. 蛋白激酶 C　　　　　　　　　　　　　D. G 蛋白-磷脂酶 C
　　E. 过氧化氢酶
6. 能催化生成氧自由基的是　　　　　　　　　　　　　　　　　　（　　）
7. Ca^{2+} 依赖性蛋白酶的底物是　　　　　　　　　　　　　　　（　　）
8. 可间接激活 Na^+/Ca^{2+} 交换蛋白的是　　　　　　　　　　（　　）

C 型题

　　A. 血管内皮细胞　　　　　　　　　　　　B. 中性粒细胞
　　C. 两者均是　　　　　　　　　　　　　　D. 两者均不是

1. 黄嘌呤氧化酶主要存在于　　　　　　　　　　　　　　　　　　（　　）
2. 呼吸爆发主要产生在　　　　　　　　　　　　　　　　　　　　（　　）
3. 能产生自由基的细胞　　　　　　　　　　　　　　　　　　　　（　　）
　　A. Na^+/Ca^{2+} 交换蛋白　　　　　　　　B. Ca^{2+} 泵
　　C. 两者均有　　　　　　　　　　　　　　D. 两者均无
4. 生理条件下保持细胞内外 Ca^{2+} 浓度差　　　　　　　　　　（　　）
5. ATP 含量减少激活　　　　　　　　　　　　　　　　　　　　　（　　）
6. 细胞内高 Na^+ 直接激活　　　　　　　　　　　　　　　　　　（　　）
　　A. 对 Na^+/Ca^{2+} 交换蛋白的间接激活　　B. 对 Na^+/Ca^{2+} 交换蛋白的直接激活
　　C. 两者均有　　　　　　　　　　　　　　D. 两者均无
7. 细胞内高 Na^+　　　　　　　　　　　　　　　　　　　　　　（　　）
8. 细胞内高 H^+　　　　　　　　　　　　　　　　　　　　　　（　　）
9. β 肾上腺素能受体兴奋　　　　　　　　　　　　　　　　　　　（　　）
　　A. 钙超载　　　　　　　　　　　　　　　B. 自由基
　　C. 两者均有　　　　　　　　　　　　　　D. 两者均无
10. 再灌注损伤发生机制相关因素　　　　　　　　　　　　　　　　（　　）
11. Na^+/Ca^{2+} 交换和 Na^+/H^+ 交换抑制剂可防止　　　　　（　　）
12. 再灌注致线粒体损伤因素　　　　　　　　　　　　　　　　　　（　　）
13. 维生素 C、维生素 E、维生素 A 可对抗　　　　　　　　　　　（　　）

X 型题

1. 缺血—再灌注细胞损伤程度与下列哪种因素有关　　　　　　　　（　　）

A.缺氧时间   B.灌流液温度

C.灌流液 pH 值   D.侧支循环的情况

2.脑缺血—再灌注损伤最明显的组织学变化是   （　　）

  A.脑充血、淤血   B.脑水肿

  C.脑梗塞   D.脑细胞坏死

3.心肌顿抑是指缺血心肌恢复血供后   （　　）

  A.心肌仍然存活   B.心肌发生不可逆损伤

  C.心肌功能一过性障碍   D.心肌收缩功能降低

4.自由基引起的脂质过氧化损伤主要为   （　　）

  A.膜的液态性、流动性降低,通透性增加   B.膜蛋白功能受抑制

  C.促进自由基生成   D.ATP 生成减少

5.缺血—再灌注损伤中白细胞的作用是   （　　）

  A.机械嵌塞引起无复流现象   B.通过呼吸爆发产生大量氧自由基

  C.释放黏附分子   D.使毛细血管通透性增加

6.缺血—再灌注损伤时氧自由基增多主要是由于   （　　）

  A.黄嘌呤氧化酶增多   B.中性粒细胞大量激活

  C.线粒体损伤   D.肌浆网摄钙增加

7.心肌再灌注损伤时钙代谢障碍表现为   （　　）

  A.能量不足,钙泵功能抑制   B.胞浆钙超载

  C.肌浆网钙增多   D.线粒体钙积聚

8.再灌注损伤时钙超载的机制可能是   （　　）

  A.细胞内钠负荷过度引起钙超载   B.细胞膜通透性增高

  C.线粒体受损   D.细胞内酸中毒

9.肾缺血—再灌注损伤时会出现   （　　）

  A.血清肌酐升高   B.线粒体肿胀、变形、嵴减少

  C.线粒体崩解、空泡形成   D.急性肾小管坏死

10.与再灌注损伤发生有关的是   （　　）

  A.中性粒细胞黏附、聚集   B.细胞内 Ca^{2+} 增多

  C.微血管损伤   D.高能磷酸化合物缺乏

11.无复流现象的病理生理学基础是   （　　）

  A.微血管断裂   B.微血管血液流变学改变

  C.微血管口径狭窄   D.微血管通透性增加

12.细胞内清除自由基和 H_2O_2 的酶有   （　　）

  A.SOD   B.过氧化氢酶

  C.谷胱甘肽过氧化物酶   D.细胞色素氧化酶

13.防治缺血—再灌注损伤的病理生理学基础是   （　　）

  A.减轻 Ca^{2+} 超载,尽早恢复血流

  B.控制再灌注条件,采用低流,低温及低压灌流

  C.改善缺血组织代谢

  D.减少自由基产生,清除自由基

【答案】

A 型题

1. D　2. B　3. D　4. C　5. E　6. D　7. E　8. D　9. C　10. D　11. A　12. D　13. D　14. C　15. E　16. B　17. B　18. B　19. B　20. D　21. C　22. E　23. C

B 型题

1. A　2. E　3. A　4. B　5. E　6. A　7. B　8. C

C 型题

1. A　2. B　3. C　4. C　5. D　6. A　7. B　8. A　9. D　10. C　11. A　12. C　13. B

X 型题

1. ABCD　2. BD　3. ACD　4. ABCD　5. ABCD　6. ABC　7. ABD　8. ABCD　9. ABCD　10. ABCD　11. BCD　12. ABC　13. ABCD

二、名词解释

1. 缺血—再灌注损伤

【答案】　部分患者或动物缺血后恢复血液再灌注,不仅没使组织和器官功能恢复,反而使缺血引起的细胞功能代谢障碍和结构破坏进一步加重,这种现象称为缺血—再灌注损伤。

2. Free radical

【答案】　自由基是外层电子轨道上含有单个不配对电子的原子、原子团和分子的总称。

3. 活性氧

【答案】　一类由氧形成的,化学性质较基态氧活泼的含氧代谢物质称为活性氧。包括氧自由基和非自由基的含氧物质。

4. 心肌顿抑

【答案】　是指遭受短时间缺血损伤的心肌在血流已恢复或基本恢复正常后的一定时间内出现的可逆性收缩功能降低的现象。

5. 钙超载

【答案】　各种原因引起的细胞内钙含量异常增多并导致细胞结构损伤和功能代谢障碍的现象。

6. no-reflow phenomenon

【答案】　无复流现象,指结扎冠状动脉造成局部缺血,再开放结扎动脉恢复血流,部分缺血区并不能得到充分血液灌流的现象。

三、简答题

1. 影响缺血—再灌注损伤发生及严重程度的因素有哪些?

【答题要点】　①缺血时间的长短;②侧支循环;③组织需氧程度;④再灌注条件。

2. 缺血—再灌注时氧自由基生成增多的机制是什么?

【答题要点】　缺血期组织含氧量减少,作为电子受体的氧供不足,再灌注恢复组织氧供,也提供了大量电子受体,使氧自由基在短时间内爆发性增多。主要通过以下途径生成:①黄嘌呤氧化酶形成增多;②中性粒细胞呼吸爆发;③线粒体功能障碍;④儿茶酚胺自身氧化。

3. 简述自由基的损伤作用。

【答题要点】 自由基具有极为活泼的化学性质,一旦生成,即可与各种细胞成分发生反应,具体表现在以下几方面:(1)膜脂质过氧化增强,造成多种损害:①破坏膜的正常结构;②间接抑制膜蛋白的功能;③促进自由基及其他生物活性物质生成;④减少 ATP 生成。(2)抑制蛋白质功能。(3)破坏核酸及染色体。

4. 简述无复流现象的发生机制。

【答题要点】 无复流现象是指动物实验中结扎冠状动脉造成局部缺血后,在开放结扎动脉重新恢复血流,部分缺血区并不能得到充分血液灌注的现象。其发生机制主要与下列因素有关:①中性粒细胞黏附,阻塞微血管;②血管内皮细胞肿胀及缩血管物质的作用导致微血管管腔狭窄;③微血管通透性增高引起的间质及心肌细胞损伤、肿胀均使微血管受压,阻碍血流。

5. 简述缺血再灌注损伤的防治原则。

【答题要点】 ①减轻缺血性损伤,控制再灌注条件。减轻缺血性损伤是防治再灌注损伤的基础;控制再灌注条件,采用低压、低流、低温、低 pH、低钠及低钙液灌注可减轻再灌注损伤;②改善缺血组织的代谢。适当补充糖酵解底物和外源性 ATP;③清除自由基;④减轻钙超载。

四、论述题

1. 论述缺血—再灌注损伤细胞内 Ca^{2+} 超载的机制?

【答题要点】 缺血再灌注损伤时 Ca^{2+} 超载主要发生在再灌注期,且主要原因是由于钙内流增加。(1)Na^+/Ca^{2+} 交换异常:①细胞内高 Na^+ 对 Na^+/Ca^{2+} 交换蛋白的直接激活;②细胞内高 H^+ 对 Na^+/Ca^{2+} 交换蛋白的间接激活;③蛋白激酶 C 活化对 Na^+/Ca^{2+} 交换蛋白的间接激活;(2)生物膜的损伤:①细胞膜的损伤,对 Ca^{2+} 通透性增加;②线粒体及肌浆网膜损伤,造成 ATP 生成减少,肌浆网膜上 Ca^{2+} 泵功能障碍,摄 Ca^{2+} 减少。

2. 论述 Ca^{2+} 超载引起缺血—再灌注损伤的机制?

【答题要点】 细胞内 Ca^{2+} 浓度增加,造成组织细胞功能和代谢障碍:①线粒体功能障碍;②激活多种酶;③缺血再灌注性心律失常;④促进自由基生成;⑤肌原纤维过度收缩。

3. 缺血再灌注损伤时氧自由基的增多与钙超载的关系如何?

【答题要点】 氧自由基产生增多引起钙超载,钙超载又能促进氧自由基生成,两者形成恶性循环,加重细胞损伤。(1)氧自由基增多引起钙超载的机制:①通过膜脂质过氧化反应破坏正常细胞膜结构,使细胞膜通透性增加,钙内流增加;②抑制膜蛋白如钙泵、钠泵及 Na^+/Ca^{2+} 交换系统等的功能,导致胞浆 Na^+、Ca^{2+} 浓度升高造成钙超载;③抑制线粒体功能,使 ATP 生成减少,细胞膜和肌浆网钙泵能量供应不足,促进钙超载的发生。(2)钙超载促进自由基生成的机制:①线粒体摄钙过多而功能障碍,进入细胞内的氧经单电子还原形成的氧自由基增多;②增强 Ca^{2+} 依赖性蛋白酶活性,加速黄嘌呤脱氢酶转化为黄嘌呤氧化酶,促进自由基生成。

4. 论述缺血—再灌注损伤时微血管损伤和白细胞的作用。

【答题要点】 缺血再灌注损伤时血管内皮细胞和白细胞激活,释放细胞黏附分子、多种炎症介质等多种生物活性物质,造成微血管和细胞损伤。(1)微血管损伤:①微血管血液流变学异常;白细胞黏附,微血管阻塞;②微血管口径的改变:内皮细胞肿胀,管腔狭窄,阻碍血液灌流;③微血管通透性增高。(2)细胞损伤。激活的血管内皮细胞和白细胞释放的多种生物活性物质如自由基、蛋白酶、细胞因子等,损伤组织细胞。

5.试述心肌顿抑的发生机制。

【答题要点】 缺血—再灌注损伤时自由基生成异常增多和钙超载是心肌顿抑的主要发病机制。①自由基与膜磷脂、蛋白质、核酸等发生脂质过氧化反应,破坏心肌细胞浆和膜上的各种蛋白质的功能,抑制酶的活性,使心肌舒缩功能障碍;②自由基与钙超载均可损伤线粒体膜,使线粒体功能障碍,ATP 生成减少;③细胞内钙超载使肌原纤维过度收缩,严重者损伤细胞骨架结构,引起心肌纤维断裂,抑制心肌收缩功能;④自由基破坏细胞膜结构,使质膜通透性增加,抑制膜蛋白活性,使肌浆网钙泵活性降低,引起钙超载,钙超载又能促进自由基的产生,两者互为因果加重心肌细胞损伤,进一步抑制心肌功能。

(许益笑)

第十三章 心力衰竭

一、选择题

A 型题

1. 心功能不全时,在血容量增加的代偿反应中起主要作用的脏器是 （ ）

    A. 心   B. 肝

    C. 脾   D. 肺

    E. 肾

2. 充血性心力衰竭是指 （ ）

    A. 心泵功能衰竭   B. 急性心力衰竭

    C. 慢性左心衰竭   D. 以心脏扩大为特征的心力衰竭

    E. 以血容量、组织间液增多为特征的心力衰竭

3. 下列哪一种疾病伴有左心室后负荷加重 （ ）

    A. 甲状腺功能亢进   B. 高血压病

    C. 肺动脉高压   D. 心室间隔缺损

    E. 心肌炎

4. 下列哪一种疾病伴有左心室前负荷明显加重 （ ）

    A. 主动脉瓣关闭不全   B. 心肌梗死

    C. 高血压病   D. 心肌炎

    E. 肥厚性心肌病

5. 下列哪项不属于心力衰竭的病因 （ ）

    A. 心脏前负荷过度   B. 心脏后负荷过度

    C. 心肌代谢障碍   D. 体力负荷过度

    E. 弥漫性心肌病

6. 下列疾病中哪一种伴有右心室后负荷明显加重 （ ）

    A. 高血压病   B. 心肌梗死

    C. 严重贫血   D. 肺梗死

    E. 心脏瓣膜关闭不全

7. 关于高输出量性心力衰竭,下列哪项概念是错误的 （ ）

    A. 心输出量比心力衰竭前有所降低   B. 心输出量可稍高于正常水平

    C. 动静脉血氧含量差大   D. 回心血量增多

E. 外周血管扩张

8. 下列疾病中哪一种会出现低输出量性心力衰竭？　　　　　　　　　　（　　）

    A. 贫血　　　　　　　　　　　　　　B. 维生素 B_1 缺乏症

    C. 甲状腺功能亢进症　　　　　　　　D. 高血压性心脏病

    E. 动—静脉瘘

9. 关于心脏后负荷，下面哪项叙述**不正确**　　　　　　　　　　　　（　　）

    A. 又称压力负荷　　　　　　　　　　B. 决定心肌收缩的初长度

    C. 指心脏收缩时所遇到的负荷　　　　D. 肺动脉高压可导致右室后负荷增加

    E. 高血压可导致左室后负荷增加

10. 下列哪项指标能够反映左室的前负荷变化？　　　　　　　　　　　（　　）

    A. 心输出量　　　　　　　　　　　　B. 中心静脉压

    C. 平均动脉压　　　　　　　　　　　D. 肺动脉楔压

    E. Vmax

11. 急性心力衰竭时下列哪种代偿方式**不可能**发生　　　　　　　　　（　　）

    A. 心率加快　　　　　　　　　　　　B. 心脏紧张源性扩张

    C. 交感神经兴奋　　　　　　　　　　D. 心肌肥大

    E. 血液重新分布

12. 慢性心力衰竭时，心脏最重要的代偿方式是　　　　　　　　　　　（　　）

    A. 心率加快　　　　　　　　　　　　B. 心脏紧张源性扩张

    C. 血液重新分布　　　　　　　　　　D. 心肌肥大

    E. 交感神经兴奋

13. 下列疾病中最容易发生离心性肥大的疾病是　　　　　　　　　　　（　　）

    A. 高血压病　　　　　　　　　　　　B. 主动脉瓣关闭不全

    C. 主动脉瓣狭窄　　　　　　　　　　D. 肺动脉高压

    E. 二尖瓣狭窄

14. 下列疾病中最易发生向心性肥大的疾病是　　　　　　　　　　　　（　　）

    A. 甲亢症　　　　　　　　　　　　　B. 严重贫血

    C. 维生素 B_1 缺乏症　　　　　　　　D. 高血压病

    E. 主动脉瓣关闭不全

15. 下列哪种因素与心室舒张功能障碍**无关**　　　　　　　　　　　　（　　）

    A. 甲亢症　　　　　　　　　　　　　B. 心室舒张势能减弱

    C. 心室顺应性降低　　　　　　　　　D. 心室僵硬度加大

    E. 肌浆网释放 Ca^{2+} 能力下降

16. 心肌串联性增生的主要原因是　　　　　　　　　　　　　　　　　（　　）

    A. 心肌能量代谢障碍　　　　　　　　B. 心肌兴奋—收缩耦联障碍

    C. 心脏前负荷长期过重　　　　　　　D. 心脏后负荷长期过重

    E. 心肌结构破坏

17. 关于心肌肥大下列哪项概念是错误的？　　　　　　　　　　　　　（　　）

    A. 心肌主要是心肌细胞体积增大　　　B. 单位重量肥大心肌的舒缩性能是降低的

    C. 心脏总的收缩力加强　　　　　　　D. 肥大心脏可以在相当长时间内处于功能稳定状态

E. 心肌肥大能有效地防止心力衰竭的发生

18. 下述哪一因素**不会**使心肌的收缩性减弱 （ ）

A. 心肌收缩蛋白和调节蛋白被破坏　　B. 心肌能量代谢紊乱

C. 急性低钾血症　　　　　　　　　　D. 心肌兴奋—收缩耦联障碍

E. 心肌肥大的不平衡生长

19. 临床上引起心肌细胞坏死最常见的原因是 （ ）

A. 病毒感染　　　　　　　　　　　　B. 细菌感染

C. 锑中毒　　　　　　　　　　　　　D. 阿霉素中毒

E. 急性心肌梗死

20. 心衰时,下列哪项代偿反应主要由肾脏引起 （ ）

A. 红细胞增多　　　　　　　　　　　B. 血流重分布

C. 紧张源性扩张　　　　　　　　　　D. 肌红蛋白增加

E. 细胞线粒体数量增多

21. 心力衰竭时出现能量利用障碍的最常见原因是 （ ）

A. 心肌过度肥大　　　　　　　　　　B. 心脏缺血缺氧

C. 维生素 B_1 缺乏　　　　　　　　　D. 肌浆网 Ca^{2+} 摄取能力减弱

E. 肌钙蛋白与 Ca^{2+} 结合障碍

22. 心力衰竭的变化中下列哪项提法**不准确** （ ）

A. 心脏紧张源性扩张　　　　　　　　B. 心输出量低于正常水平

C. 血流重分布　　　　　　　　　　　D. 血压不变或降低

E. 静脉淤血,静脉压升高

23. 心肌收缩完毕后,产生正常舒张的首要因素是 （ ）

A. 胞浆 Ca^{2+} 浓度迅速下降　　　　B. 胞浆 Ca^{2+} 浓度迅速上升

C. 细胞外 Ca^{2+} 迅速内流　　　　　D. 肌钙蛋白与 Ca^{2+} 迅速结合

E. 能量代谢的正常

24. 维生素 B_1 缺乏引起心力衰竭的主要机制是 （ ）

A. 兴奋—收缩耦联障碍　　　　　　　B. 心肌能量储存障碍

C. 心肌能量生成障碍　　　　　　　　D. 心肌能量利用障碍

E. 心肌收缩蛋白大量破坏

25. 下列指标中哪一项最能反映心泵功能的降低 （ ）

A. 动脉压下降　　　　　　　　　　　B. 心输出量减少

C. 心率加快　　　　　　　　　　　　D. 心肌最大收缩速度降低

E. 心室 dp/dt_{max} 减小

26. 发生心衰后下列哪项指标恢复到正常水平,肾脏泌尿功能才能恢复正常 （ ）

A. 心输出量　　　　　　　　　　　　B. 左室舒张末期压力

C. 右室舒张末期压力　　　　　　　　D. 细胞外液容量

E. 中心静脉压

27. 心力衰竭时血液灌流量减少最显著的器官是 （ ）

A. 皮肤　　　　　　　　　　　　　　B. 肝脏

C. 骨骼肌　　　　　　　　　　　　　D. 脑

E. 肾脏

28. 低输出量性心衰时下列哪种变化**不可能**发生　　　　　　　　　　（　　）

    A. 外周血管阻力降低　　　　　　　　B. 心肌收缩力减弱

    C. 心室残余血量增多　　　　　　　　D. 循环时间延长

    E. 休息时心率加快

29. 左心衰竭患者出现右心衰竭时表现出　　　　　　　　　　　　　　（　　）

    A. 肺淤血继续存在　　　　　　　　　B. 肺水肿继续存在

    C. 肺淤血减轻　　　　　　　　　　　D. 肺淤血合并体循环淤血

    E. 肺循环和体循环都恢复正常

30. 左心功能不全时发生呼吸困难的主要机制是　　　　　　　　　　（　　）

    A. 肺动脉高压　　　　　　　　　　　B. 肺淤血、肺水肿

    C. 深睡眠时迷走神经紧张性增高　　　D. 平卧时静脉回流加速

    E. 平卧时胸腔容积减小

31. 右心衰竭时不可能出现下列哪种变化　　　　　　　　　　　　　（　　）

    A. 水肿　　　　　　　　　　　　　　B. 肝颈静脉返流征(＋)

    C. 少尿　　　　　　　　　　　　　　D. 两肺湿性啰音,咳粉红色泡沫痰

    E. 食欲不振,消化吸收不良

32. 左心衰竭时最常出现的酸碱平衡紊乱的是　　　　　　　　　　　（　　）

    A. 代谢性酸中毒　　　　　　　　　　B. 代谢性碱中毒

    C. 呼吸性酸中毒　　　　　　　　　　D. 呼吸性碱中毒

    E. 代谢性酸中毒合并呼吸性碱中毒

33. 原发性心肌舒缩功能障碍的原因常见于　　　　　　　　　　　　（　　）

    A. 主动脉瓣狭窄　　　　　　　　　　B. 心肌炎

    C. 主动脉瓣关闭不全　　　　　　　　D. 二尖瓣关闭不全

    E. 高血压

34. 引起心室顺应性下降的常见原因中,下列哪项**不正确**　　　　　（　　）

    A. 心肌肥大室壁变厚　　　　　　　　B. 心肌炎

    C. 水肿　　　　　　　　　　　　　　D. 间质纤维化

    E. 心肌收缩性减弱

35. 心力衰竭发病的关键环节是　　　　　　　　　　　　　　　　　（　　）

    A. 心率失常　　　　　　　　　　　　B. 心输出量减少

    C. 收缩功能下降　　　　　　　　　　D. 代谢失调

    E. 起病急,病情重

36. 下述哪项**不属于**肥大心肌 Ca^{2+} 转运失常的表现　　　　　　（　　）

    A. 肌浆网释放 Ca^{2+} 减少　　　　　B. 细胞膜 Ca^{2+}-ATP 酶活性降低

    C. 肌浆网 Ca^{2+}-ATP 活性降低　　　D. 线粒体摄 Ca^{2+} 增加

    E. 细胞膜钙通道减少

37. 肥大心肌内去甲肾上腺素含量减少是由于　　　　　　　　　　　（　　）

    A. 肥大的心肌 β 受体密度相对减少　　B. 血液中去甲肾上腺素浓度下降

    C. 去甲肾上腺素降解加快　　　　　　D. 肥大心肌 β 受体对去甲肾上腺素的敏感性降低

E. 肥大心肌内去甲肾上腺素合成不足

38. 下述哪项**不是**急性左心衰竭的代偿方式 （　　）

    A. 交感—肾上腺髓质系统兴奋　　　　B. 心率加快

    C. 心肌肥大　　　　　　　　　　　　D. 血液重新分配

    E. 心脏紧张源性扩张

39. 心力衰竭时失代偿的表现为 （　　）

    A. 心率加快(160 次/min)　　　　　　B. 心肌肥大

    C. 正性肌力作用　　　　　　　　　　D. 心脏紧张源性扩张

    E. 心脏肌源性扩张

40. 心力衰竭患者使用动脉扩张剂可以 （　　）

    A. 降低心脏前负荷　　　　　　　　　B. 改善心肌舒张功能

    C. 增强心肌收缩功能　　　　　　　　D. 降低心脏后负荷

    E. 控制水肿

41. 某心功能不全患者因回家上楼过急突然出现呼吸困难,剧烈咳嗽并伴有粉红色泡沫痰,应考虑可能发生了 （　　）

    A. 肺血管破裂　　　　　　　　　　　B. 急性左心衰

    C. 支气管痉挛　　　　　　　　　　　D. 肺充血

    E. 肺部感染

42. 心肌兴奋—收缩耦联障碍的主要机制是 （　　）

    A. Na^+ 内流减少　　　　　　　　　B. K^+ 外流减少

    C. Ca^{2+} 内流减少　　　　　　　　D. H^+ 外流减少

    E. Cl^- 内流减少

43. 心肌肥大不平衡生长的组织学特征是 （　　）

    A. 毛细血管总数增多　　　　　　　　B. 毛细血管间距减少

    C. 闭合状态的毛细血管开放　　　　　D. 单位重量心肌毛细血管数减少

    E. 以上都不是

44. 心力衰竭的治疗原则是 （　　）

    A. 改善心脏舒缩功能　　　　　　　　B. 纠正水、电解质、酸碱平衡紊乱

    C. 控制水肿而降低血容量　　　　　　D. 减轻心脏负荷

    E. 以上都是

45. 心衰时患者使用静脉扩张剂可以 （　　）

    A. 降低心脏前负荷　　　　　　　　　B. 改善心肌舒张功能

    C. 增强心肌收缩功能　　　　　　　　D. 降低心脏后负荷

    E. 控制水肿

46. 静脉输液过多过快诱发心力衰竭的主要机制是 （　　）

    A. 心肌供血不足　　　　　　　　　　B. 心肌损伤

    C. 心脏前负荷增大　　　　　　　　　D. 心脏后负荷增大

    E. 心肌耗氧量增加

47. 下列哪项与心衰时心肌舒张功能障碍有关 （　　）

    A. 心肌细胞凋亡、坏死　　　　　　　B. 钙离子复位延缓

C. 胞外钙内流障碍　　　　　　　　　D. 肌钙蛋白与钙离子结合障碍

　　E. 肌浆网钙离子释放量下降

48. 下列哪项与心衰时心肌收缩功能减弱有关　　　　　　　　　　　　　　（　　）

　　A. 肌膜钙 ATP 酶活性下降　　　　　B. 钠钙交换体的钙离子亲和力下降

　　C. 肌钙蛋白与钙离子结合障碍　　　D. 肌球—肌动蛋白复合体解离障碍

　　E. 钙离子复位延缓

49. 心力衰竭发生过程中的心肌细胞凋亡与下列哪项因素**无关**　　　　　　（　　）

　　A. 细胞因子　　　　　　　　　　　　B. 氧化应激

　　C. 钙稳态失调　　　　　　　　　　　D. 线粒体功能异常

　　E. 蛋白水解酶释放

50. 劳力性呼吸困难的发生机制中下列哪一项**不存在**　　　　　　　　　　（　　）

　　A. 体力活动时耗氧量增加　　　　　B. 体力活动时 CO_2 排出增多

　　C. 体力活动时心率加快　　　　　　D. 体力活动时回心血量增多

　　E. 体力活动时回心血量增多

B 型题

　　A. 右心室容量负荷过重　　　　　　B. 心肌结构损害

　　C. 右房压力负荷过重　　　　　　　D. 左心室容量负荷过重

　　E. 右心室压力负荷过重

1. 心室间隔缺损时主要引起　　　　　　　　　　　　　　　　　　　　　　（　　）

2. 慢性阻塞性肺疾患主要引起　　　　　　　　　　　　　　　　　　　　　（　　）

3. 心肌炎时主要引起　　　　　　　　　　　　　　　　　　　　　　　　　（　　）

4. 主动脉瓣关闭不全时主要引起　　　　　　　　　　　　　　　　　　　　（　　）

5. 三尖瓣关闭不全时主要引起　　　　　　　　　　　　　　　　　　　　　（　　）

　　A. 心肌结构破坏　　　　　　　　　　B. 心肌细胞不平衡生长

　　C. 心肌能量生成障碍　　　　　　　　D. 心肌能量利用障碍

　　E. 心肌兴奋—收缩耦联障碍

6. 严重贫血导致心力衰竭的主要机制是　　　　　　　　　　　　　　　　（　　）

7. 维生素 B_1 缺乏导致心力衰竭的主要机制是　　　　　　　　　　　　　（　　）

8. 大面积心肌梗死导致心力衰竭的主要机制是

9. 肥大心肌发生衰竭的病理生理学基础是

10. 心肌内去甲肾上腺素减少加重心力衰竭的主要机制是　　　　　　　　　（　　）

　　A. 左室前负荷增加　　　　　　　　　B. 右室前负荷增加

　　C. 左室后负荷增加　　　　　　　　　D. 右室后负荷增加

　　E. 左右室前负荷均增加

11. 高血压病时　　　　　　　　　　　　　　　　　　　　　　　　　　　（　　）

12. 肺动脉高压时　　　　　　　　　　　　　　　　　　　　　　　　　　（　　）

13. 肺动脉栓塞时　　　　　　　　　　　　　　　　　　　　　　　　　　（　　）

14. 主动脉瓣关闭不全时　　　　　　　　　　　　　　　　　　　　　　　（　　）

　　A. 心肌能量生成障碍　　　　　　　　B. 心肌能量利用障碍

    C. 心肌能量储存障碍   D. 心肌兴奋收缩耦联障碍

    E. 心肌收缩蛋白破坏

15. 维生素 B_1 缺乏性心脏病主要引起   (   )

16. 心肌炎主要引起   (   )

17. 严重贫血引起心力衰竭主要引起   (   )

C 型题

    A. 心室舒张末期容积增大   B. 心肌收缩力降低

    C. 两者均有   D. 两者均无

1. 心脏紧张源性扩张时   (   )

2. 心脏肌源性扩张时   (   )

    A. 降低前负荷   B. 降低后负荷

    C. 两者均有   D. 两者均无

3. 心力衰竭治疗中应用硝普钠是为   (   )

4. 心力衰竭治疗中限制入液量是为   (   )

    A. 冠心病   B. 肺动脉高压

    C. 两者均有   D. 两者均无

5. 左心衰竭见于   (   )

6. 右心衰竭见于   (   )

7. 高输出量性心力衰竭常见于   (   )

    A. 肺水肿   B. 肝肿大

    C. 两者均有   D. 两者均无

8. 左心衰竭的主要表现是   (   )

9. 右心衰竭的主要表现是   (   )

10. 全心衰竭的主要表现是   (   )

X 型题

1. 慢性心力衰竭可见于   (   )

    A. 心瓣膜病   B. 严重贫血

    C. 肺源性心脏病   D. 风湿性心肌炎

2. 酸中毒影响心肌兴奋—收缩耦联的机制是   (   )

    A. H^+ 在肌钙蛋白上与 Ca^{2+} 竞争结合位置

    B. 肌浆网释放 Ca^{2+} 减少

    C. 细胞外液 Ca^{2+} 内流减慢

    D. H^+ 与 K^+ 互相竞争

3. 心肌的调节蛋白是   (   )

    A. 肌动蛋白   B. 肌球蛋白

    C. 肌钙蛋白   D. 向肌球蛋白

4. 高血压病引起心力衰竭的机制是   (   )

    A. 心肌能量利用障碍   B. 兴奋—收缩耦联障碍

C. 能量生成障碍   D. 心肌结构损害

5. 心脏紧张源性扩张的特点是 （ ）
    A. 心室舒张末期容积增大   B. 心肌收缩力增强
    C. 心输出量增加   D. 肌节长度超过 $2.2\mu m$

6. 心脏肌源性扩张的特点是 （ ）
    A. 心室舒张末期容积增大   B. 心输出量增加
    C. 心肌收缩力降低   D. 肌节长度未超过 $2.2\mu m$

7. 心输出量不足时可出现 （ ）
    A. 皮肤苍白或发绀   B. 嗜睡和失眠
    C. 疲乏无力   D. 尿量减少

8. 心肌过度肥大失去代偿意义是因为 （ ）
    A. 肌球蛋白 ATP 酶活性降低   B. Ca^{2+} 运转功能障碍
    C. 线粒体功能相对或绝对降低   D. 冠脉供血不足

9. 单纯左心衰竭的患者会出现 （ ）
    A. 肺静脉压升高   B. 肺毛细血管压升高
    C. 肺动脉压升高   D. 右心房压升高

10. 左心衰竭对肺循环的影响是 （ ）
    A. 左房舒张末压升高   B. 肺静脉压升高
    C. 肺毛细血管内压升高   D. 肺动脉压升高

11. 肺淤血、肺水肿时发生呼吸困难是由于 （ ）
    A. 肺的顺应性降低   B. 肺血管感受器受刺激
    C. 支气管黏膜肿胀   D. PaO_2 下降

12. 端坐呼吸的发生机制是 （ ）
    A. 静脉回心血量增加   B. 水肿液吸收入血
    C. 胸腔容积变小   D. 心输出量增加

13. 可因前负荷过重引起心力衰竭的有 （ ）
    A. 高血压病   B. 主动脉瓣关闭不全
    C. 急性心肌梗死   D. 严重贫血

14. 压力负荷过重引起心力衰竭主要见于 （ ）
    A. 主动脉瓣狭窄   B. 高血压病
    C. 肺动脉高压   D. 二尖瓣关闭不全

15. 引起心功能不全的原因包括 （ ）
    A. 心脏前负荷过度   B. 心肌代谢障碍
    C. 弥漫性心肌病变   D. 心脏后负荷过度

16. 急性心力衰竭可见于 （ ）
    A. 急性心肌梗死   B. 严重贫血
    C. 重度心肌炎   D. 二尖瓣关闭不全

17. 以下哪些因素可以诱发心力衰竭 （ ）
    A. 肺部感染   B. 情绪激动
    C. 输液过多   D. 心动过速

18. 感染过程容易诱发心力衰竭是由于 （　　）
    A. 发热时易伴发心动过速　　　　B. 发热时代谢率增高
    C. 毒素损害心肌　　　　　　　　D. 血容量过多
19. 高输出量性心力衰竭见于 （　　）
    A. 甲状腺功能亢进　　　　　　　B. 高血压病
    C. 贫血　　　　　　　　　　　　D. 主动脉瓣狭窄
20. 低输出量性心力衰竭见于 （　　）
    A. 动—静脉瘘　　　　　　　　　B. 高血压病
    C. 维生素 B_1 缺乏　　　　　　D. 冠心病

【答案】
A 型题
  1. E　2. E　3. B　4. A　5. D　6. D　7. C　8. D　9. B　10. D　11. D　12. D　13. B　14. D　15. E
16. C　17. E　18. C　19. E　20. A　21. A　22. B　23. A　24. C　25. B　26. A　27. E　28. A　29. C
30. B　31. D　32. A　33. B　34. E　35. B　36. D　37. E　38. C　39. E　40. D　41. B　42. C　43. D　44. E
45. A　46. C　47. B　48. D　49. E　50. B
B 型题
  1. A　2. E　3. B　4. D　5. E　6. C　7. C　8. A　9. B　10. E　11. C　12. D　13. D　14. A　15. A
16. E　17. A
C 型题
  1. A　2. C　3. C　4. A　5. A　6. B　7. D　8. A　9. B　10. C
X 型题
  1. ABC　2. ABC　3. CD　4. ABC　5. ABC　6. AC　7. ABCD　8. ABCD　9. ABC　10. ABCD
11. ABCD　12. ABC　13. BD　14. ABC　15. ABCD　16. AC　17. ABCD　18. ABC　19. AC　20. BD

二、名词解释

1. Heart failure
【答案】　在各种致病因素的作用下,心脏的收缩和/或舒张功能发生障碍,使心输出量绝对或相对下降,即心泵功能减弱,以至不能满足机体代谢需要的病理生理过程或综合征称为心力衰竭。

2. 心室顺应性
【答案】　是指心室在单位压力变化下所引起的容积改变(dv/dp),其倒数 dp/dv 为心室僵硬度。

3. 压力负荷过度
【答案】　又称后负荷过度,是指心脏在收缩时所承受的阻抗负荷增加,常见于高血压,主动脉瓣狭窄。

4. 容量负荷过度
【答案】　心脏舒张时承受的负荷过大称为容量负荷过度,又称为前负荷过度。

5. High output heart failure
【答案】　此类心衰发生时心输出量较发病前有所下降,但其值仍属正常,甚至高于正常,故称为高输出性心力衰竭。主要由高动力循环状态引起。

6. 心肌重构

【答案】　心力衰竭时为适应心脏负荷的增加,心肌及心肌间质在细胞结构、功能、数量及遗传表型方面所出现的适应性、增生性的变化称为心肌重构。

7. Right-side heart failure

【答案】　右心衰竭是由于右室后负荷过重,衰竭的右心室不能将体循环回流的血液充分排至肺循环,导致体循环淤血,静脉压上升而产生下肢甚至全身性水肿等。

8. 心脏肌源性扩张

【答案】　心肌拉长不伴有收缩力增强的心脏扩张为肌源性扩张。

9. 心脏紧张源性扩张

【答案】　心室容量加大并伴有收缩力增强的心脏扩张称为紧张源性扩张。根据 Frank-Starling 定律,心肌收缩力在一定范围内随着心肌纤维初长度的增加而增强。

10. 向心性心肌肥大

【答案】　指心脏在长期过度的压力负荷作用下,收缩期室壁张力持续增加,导致心肌肌节并联性增生,心肌纤维增粗,室壁增厚。

11. 离心性心肌肥大

【答案】　指心脏在长期过度的容量负荷作用下,舒张期室壁张力持续增加,导致心肌肌节串联性增生,心肌纤维长度增加,心腔扩张。

12. 心肌衰竭

【答案】　指原发性心肌肌原纤维收缩功能障碍所导致的心力衰竭。

13. 端坐呼吸

【答案】　心衰患者平卧时可加重呼吸困难而被迫采取端坐体位或半卧体位以减轻呼吸困难的状态称为端坐呼吸。

14. 夜间阵发性呼吸困难

【答案】　患者夜间入睡后因突感气闷被惊醒,在端坐咳喘后缓解,称为夜间阵发性呼吸困难,是左心衰竭的典型表现。

15. 劳力性呼吸困难

【答案】　是指随患者体力活动而发生的呼吸困难,休息后减轻或消失。

三、简答题

1. 简述心功能不全时心率增快的机制及意义。

【答题要点】　机制:①压力感受性反射活动减弱,心迷走神经兴奋性减弱,心交感神经兴奋性增强,心率增快;②心房淤血,压力上升,刺激"容量感受器",引起交感神经兴奋,心率加快;③缺氧刺激血管化学感受器。意义:①提高心输出量,维持动脉压,保证了对脑血管的灌流;②提高舒张压,从而有利于冠脉的血液灌流。

2. 心功能不全时,心脏本身有哪些代偿活动?

【答题要点】　①心率加快:这是心脏快捷而有效的代偿方式;②心脏扩张:紧张源性扩张和肌源性扩张两种;③心肌肥大:心肌肥大是指心肌细胞体积增大,重量增加,包括心肌向心性肥大和离心性肥大。

3. 简述心力衰竭的病因并各举例加以说明。

【答题要点】 ①原发性心肌收缩、舒张功能障碍:心肌病变,如心肌炎、心肌病等;心肌缺血、缺氧,如冠状动脉粥样硬化、严重贫血、低血压等;严重维生素 B_1 缺乏引起心肌能量代谢障碍等;②心脏负荷过度:压力负荷过度见于高血压、主动脉瓣狭窄、肺动脉瓣狭窄等。容量负荷过度见于主动脉瓣或二尖瓣关闭不全,三尖瓣或肺动脉瓣闭锁不全。

4. 心功能不全时心外代偿反应有哪些?

【答题要点】 ①血容量增加:降低肾小球滤过率 增加肾小球对水钠的重吸收;②血流重分布③红细胞增多;④组织细胞利用氧的能力增强。

5. 何为夜间阵发性呼吸?简述其发生机制。

【答题要点】 患者夜间入睡后因突感气闷被惊醒,在端坐咳喘后缓解,称为夜间阵发性呼吸困难。这是左心衰竭的典型表现。发生机制:①患者平卧后,胸腔容积减少,不利于通气。②入睡后,迷走神经相对兴奋,使支气管收缩,气道阻力增大。③入睡后由于中枢神经系统处于相对抑制状态,反射的敏感性降低。

6. 引起心力衰竭的常见的诱因有哪些?

【答题要点】 ①全身感染;②酸碱平衡及电解质代谢紊乱;③心率失常;④妊娠与分娩。

四、论述题

1. 试述心肌收缩及舒张功能障碍的机制。

【答题要点】 收缩功能障碍机制:①心肌收缩相关的蛋白改变:心肌细胞数量减少、心肌结构改变和心室扩张;②心肌能量代谢障碍:能量生成障碍、能量储备减少和利用障碍;③心肌兴奋—收缩耦联障碍:肌浆网钙转运功能障碍、胞外钙离子内流障碍和肌钙蛋白与钙离子结合障碍。舒张功能障碍的机制:①钙离子复位延缓;②肌球肌动蛋白复合体解离障碍;③心室舒张势能减少;④心室顺应性降低。

2. 试述心源性肺水肿的发生机制。

【答题要点】 ①毛细血管静脉压升高 当左心衰发展到一定程度时,肺毛细血管静脉压急剧上升超过 $30mmHg$,肺抗水肿的代偿能力不足以抵抗时,肺水肿即会发生。此外,左心衰竭患者由于输液不当,导致肺血容量急剧增加,也可引起肺毛细血管静压上升而加速肺水肿发生;②毛细血管通透性加大 由于肺循环淤血,导致肺泡通气/血流失调,PaO_2 下降,缺氧使毛细血管通透性加大,血浆渗入肺泡形成肺泡水肿;与此同时,毛细血管流体静压升高,血管内皮细胞间隙增大,也可使毛细血管通透性加大,血浆渗入肺泡形成肺泡水肿;进入肺泡的水肿液可稀释破坏肺泡表面活性物质,使肺泡表面张力加大,肺泡毛细血管内的液体成分被吸入肺泡中,肺水肿加重。

(汪 洋)

第十四章 呼吸衰竭

一、选择题

A 型题

1. 下列哪项最符合呼吸衰竭的概念 （　）
   A. PaO_2 下降
   B. PaO_2 下降伴有或不伴有 $PaCO_2$ 升高
   C. PaO_2 下降，$PaCO_2$ 升高伴有明显的症状体征
   D. 等张性低氧血症
   E. 外呼吸功能严重障碍导致的低张性低氧血症

2. Ⅰ型呼吸衰竭血气诊断标准一般为 （　）
   A. PaO_2＜4.0kPa（30mmHg）　　B. PaO_2＜5.3kPa（40mmHg）
   C. PaO_2＜6.7kPa（50mmHg）　　D. PaO_2＜8.0kPa（60mmHg）
   E. PaO_2＜8.0kPa（60mmHg），$PaCO_2$＞6.7kPa（50mmHg）

3. Ⅱ型呼吸衰竭血气诊断标准为 （　）
   A. PaO_2＜8.0kPa(60mmHg)　　B. P_AO_2＜8.0kPa(60mmHg)
   C. P_ACO_2＞6.7kPa(50mmHg)　　D. PaO_2＜6.7kPa，$PaCO_2$＜8.0kPa
   E. PaO_2＜8.0kPa(60mmHg)，$PaCO_2$＞6.7kPa(50mmHg)

4. 呼吸衰竭最常见病因是 （　）
   A. 上呼吸道急性感染　　　　　B. 炎症使中央气道狭窄、阻塞
   C. 过量麻醉药、镇静药应用　　D. 肺栓塞
   E. 慢性阻塞性肺疾患

5. Ⅱ型肺泡上皮受损时可产生 （　）
   A. 肺泡回缩力降低　　　　　　B. 肺顺应性增高
   C. 肺泡膨胀稳定性增强　　　　D. 肺泡表面张力增大
   E. 肺泡毛细血管中血浆外渗减少

6. 限制性通气不足是由于 （　）
   A. 中央气道阻塞　　　　　　　B. 外周气道阻塞
   C. 肺泡膜面积减小，膜厚度增加　　D. 肺泡扩张受限制
   E. 肺泡通气血流比例失调

7.阻塞性通气不足是由于 （　）

    A.肺顺应性降低　　　　　　　　　B.肺泡通气/血流比例失调

    C.非弹性阻力增加　　　　　　　　D.肺泡扩张受限制

    E.气流形式

8.影响气道阻力增加最主要因素是 （　）

    A.气道内径　　　　　　　　　　　B.气道长度和形态

    C.气体密度和黏度　　　　　　　　D.气流速度

    E.气流形式

9.反映总肺泡通气量变化的最佳指标是 （　）

    A.肺潮气量　　　　　　　　　　　B.PaO_2 值

    C.$PaCO_2$ 值　　　　　　　　　　D.P_AO_2 值

    E.肺泡氧分压与动脉血氧分压差值

10.慢性阻塞性肺疾患发生呼衰的中心环节是 （　）

    A.肺顺应性下降　　　　　　　　　B.支气管黏膜水肿

    C.有效肺泡通气量减少　　　　　　D.小气道阻塞

    E.肺组织弹性下降

11.多发性肋骨骨折可引起 （　）

    A.阻塞性通气障碍　　　　　　　　B.限制性通气障碍

    C.弥散障碍　　　　　　　　　　　D.肺换气障碍

    E.气体运输功能障碍

12.肺部疾患引起呼吸衰竭常见的机制是 （　）

    A.V/Q 比例失调　　　　　　　　　B.气道阻力增加

    C.呼吸抑制　　　　　　　　　　　D.弥散障碍

    E.肺、胸壁顺应性降低

13.通气功能障碍时,血气变化的特点为 （　）

    A.PaO_2 下降　　　　　　　　　　B.PaO_2 下降,$PaCO_2$ 下降

    C.PaO_2 下降,$PaCO_2$ 升高　　　　D.PaO_2 正常,$PaCO_2$ 升高

    E.PaO_2 下降,$PaCO_2$ 正常

14.出现严重胸膜病变,患者可发生 （　）

    A.弥散障碍　　　　　　　　　　　B.限制性通气不足

    C.阻塞性通气不足　　　　　　　　D.死腔气量增加

    E.功能分流增加

15.下列哪一项**不引起**限制性通气不足 （　）

    A.呼吸中枢抑制　　　　　　　　　B.呼吸肌收缩无力

    C.气道口径变小　　　　　　　　　D.气胸

    E.弹性阻力增加

16.引起限制性通气不足的原因之一是 （　）

    A.白喉　　　　　　　　　　　　　B.支气管哮喘

    C.气管异物　　　　　　　　　　　D.多发性肋骨骨折

    E.肺泡水肿

17. 某声带严重炎性水肿的患者,最可能出现的呼吸运动改变是　　　　　（　　）

　　A. 吸气性呼吸困难　　　　　　　　　　B. 呼气性呼吸困难

　　C. 潮式呼吸　　　　　　　　　　　　　D. 叹气样呼吸

　　E. 陈施式呼吸

18. 二氧化碳潴留对下列血管作用是　　　　　　　　　　　　　　　　　（　　）

　　A. 皮肤血管收缩　　　　　　　　　　　B. 脑血管收缩

　　C. 眼结膜血管收缩　　　　　　　　　　D. 肺小动脉收缩

　　E. 广泛外周血管收缩

19. 呼吸衰竭伴发右心衰竭的机制主要是　　　　　　　　　　　　　　　（　　）

　　A. 外周血管扩张、阻力降低,静脉回流量增加

　　B. 慢性缺氧所致血量增多

　　C. 血液黏滞性增高

　　D. 肺泡气氧分压降低引起肺血管收缩

　　E. 肺小动脉壁增厚、管腔狭窄

20. 神经肌肉麻痹所致呼吸衰竭时血气变化特点是　　　　　　　　　　　（　　）

　　A. $PaCO_2$ 升高比 PaO_2 降低明显

　　B. PaO_2 降低比 $PaCO_2$ 升高明显

　　C. PaO_2 降低和 $PaCO_2$ 升高呈一定比例加重

　　D. 单纯 $PaCO_2$ 升高

　　E. 单纯 $PaCO_2$ 降低

21. 慢性阻塞性肺疾患发生呼吸衰竭的中心环节是　　　　　　　　　　　（　　）

　　A. 肺顺应性下降　　　　　　　　　　　B. 支气管黏膜水肿

　　C. 有效肺泡通气量减少　　　　　　　　D. 小气道阻塞

　　E. 肺组织弹性下降

22. 患者的肺泡—动脉氧分压差为 8.0kPa(60mmHg),经吸纯氧 15min 后,此项指标变化**不**

属于下列哪种异常　　　　　　　　　　　　　　　　　　　　　　　（　　）

　　A. 弥散障碍　　　　　　　　　　　　　B. 功能分流增加

　　C. 解剖分流增加　　　　　　　　　　　D. 通气与血流比例失调

　　E. 以上均不是

23. 慢性阻塞性肺疾患肺易产生呼气性呼吸困难主要机制是　　　　　　　（　　）

　　A. 小气道炎症阻塞　　　　　　　　　　B. 小气道平滑肌紧张性升高

　　C. 肺泡弹性回缩力减退　　　　　　　　D. 小气道管壁顺应性降低

　　E. 气道内外等压点向肺泡侧移动,落在气道非软骨部分

24. 中枢神经系统出现智力和视力轻度减退时的氧分压值为:　　　　　　（　　）

　　A. $PaO_2 < 8.0kPa(60mmHg)$　　　　　B. $PaO_2 < 6.7kPa(50mmHg)$

　　C. $PaO_2 < 5.3kPa(40mmHg)$　　　　　D. $PaO_2 < 4.0kPa(30mmHg)$

　　E. $PaO_2 < 2.7kPa(20mmHg)$

25. 功能性分流是指　　　　　　　　　　　　　　　　　　　　　　　（　　）

　　A. 肺动—静脉短路开放　　　　　　　　B. 部分肺泡 V/Q 比率增高

　　C. 死腔气量增多　　　　　　　　　　　D. V_D/V_T 比值增大

　　E. 部分肺泡 V/Q 比率降低

26. 死腔样通气是指 　　　　　　　　　　　　　　　　　　　　　　　　(　)

　　A. 肺泡通气分布严重不均　　　　　　　　　B. 部分肺泡 V/Q 比率增高

　　C. 各部分肺泡的 V/Q 比率自上而下递减　　　D. 肺泡通气与血流比例低于 0.01

　　E. 肺动—静脉短路开放

27. 导致一患者 PaO_2 为 50mmHg(6.67kPa)，$PaCO_2$ 为 70mmHg(9.33kPa)的因素最可能是

　　　　　　　　　　　　　　　　　　　　　　　　　　　　　　　　　　(　)

　　A. 弥散膜厚度增加　　　　　　　　　　　　B. 肺泡通气/血流比例失调

　　C. 外周气道狭窄　　　　　　　　　　　　　D. 肺泡膜面积减小

　　E. 肺循环动静脉短路增加

28. 呼吸衰竭发生肾功能不全的最重要机制是 　　　　　　　　　　　　(　)

　　A. 缺氧直接损伤肾脏功能　　　　　　　　　B. 反射性肾血管收缩

　　C. 并发心功能不全　　　　　　　　　　　　D. 并发 DIC

　　E. 并发休克

29. 真性分流是指 　　　　　　　　　　　　　　　　　　　　　　　　(　)

　　A. 部分肺泡通气不足而血流未相应减少　　　B. 部分肺泡完全不通气但仍有血流

　　C. 部分肺泡通气不足而血流增多　　　　　　D. 部分肺泡血流不足

　　E. 肺泡膜面积减少和增厚影响气体交换

30. 正常时 PaO_2 比 P_AO_2 稍低的主要原因是 　　　　　　　　　　　(　)

　　A. 肺泡膜两侧气体分压差　　　　　　　　　B. 物理弥散过程影响

　　C. 肺泡通气量不足　　　　　　　　　　　　D. 肺泡血液灌流不足

　　E. 生理性肺泡通气与血流比例不协调

31. 肺原性心脏病的主要发病机制是 　　　　　　　　　　　　　　　　(　)

　　A. 用力呼气使胸内压升高,影响心脏舒张功能

　　B. 用力吸气使胸内压降低,使心脏外负压增加,增加右心收缩负荷

　　C. 缺氧、酸中毒导致肺小动脉收缩

　　D. 血液黏度增加

　　E. 肺毛细血管床大量破坏

32. Ⅱ型呼衰在导致肺性脑病的发生中起主要作用的是 　　　　　　　(　)

　　A. 缺氧使脑血管扩张

　　B. 缺氧导致脑细胞酸中毒

　　C. 缺氧导致血管内皮细胞通透性升高形成脑间质水肿

　　D. 二氧化碳分压升高导致脑血流量增高和脑细胞酸中毒

　　E. 缺氧使细胞内 ATP 生成减少,影响 Na^+-K^+ 泵功能

33. 肺分流一般**不易**引起动脉血中二氧化碳增加,这是由于 　　　　(　)

　　A. 气道阻力降低　　　　　　　　　　　　　B. CO_2 弥散力＞O_2 弥散力

　　C. 分流血液中 CO_2 通过肺泡排出　　　　　D. 通气增加

　　E. 碳酸酐酶活性增加

34. 慢阻肺并发肺动脉高压的主要机制是 　　　　　　　　　　　　　(　)

　　A. 缺氧和血液氢离子浓度增加　　　　　　　B. 血液黏度增高

　　C. 肺小静脉收缩　　　　　　　　　　　　D. 心输出量增加

　　E. 肺微血栓形成

35. 吸气性呼吸困难可见于　　　　　　　　　　　　　　　　　　　　（　　）

　　A. 喉头水肿　　　　　　　　　　　　　　B. 气胸

　　C. 成人呼吸窘迫综合征　　　　　　　　　D. 左心衰竭

　　E. 肺气肿

36. 肺动脉栓塞患者发生呼衰是由于　　　　　　　　　　　　　　　　（　　）

　　A. 功能性分流　　　　　　　　　　　　　B. 死腔样通气

　　C. 弥散障碍　　　　　　　　　　　　　　D. 通气功能障碍

　　E. 肺内真性分流增加

37. 胸内中央气道阻塞可发生　　　　　　　　　　　　　　　　　　　（　　）

　　A. 呼气性呼吸困难　　　　　　　　　　　B. 吸气性呼吸困难

　　C. 吸气呼气同等困难　　　　　　　　　　D. 吸气呼气均无困难

　　E. 阵发性呼吸困难

38. 下列哪种情况不常出现真性分流　　　　　　　　　　　　　　　　（　　）

　　A. 支气管扩张　　　　　　　　　　　　　B. 肺内动—静脉交通支开放

　　C. 肺水肿　　　　　　　　　　　　　　　D. 肺实变

　　E. 肺不张

39. 阻塞性通气不足可见于　　　　　　　　　　　　　　　　　　　　（　　）

　　A. 低钾血症　　　　　　　　　　　　　　B. 多发性神经炎

　　C. 胸腔积液　　　　　　　　　　　　　　D. 化脓性脑膜炎

　　E. 慢性支气管炎

40. 一般情况下,下列哪项血气变化**不会**出现在肺弥散障碍　　　　　（　　）

　　A. PaO_2 降低　　　　　　　　　　　　　B. $PaCO_2$ 降低

　　C. PaO_2 降低伴 $PaCO_2$ 升高　　　　　　D. $PaCO_2$ 正常

　　E. PaO_2 降低伴 $PaCO_2$ 正常

41. 因部分肺泡通气/血流比例大于 0.8 而发生呼吸衰竭可见于　　　　（　　）

　　A. 肺不张　　　　　　　　　　　　　　　B. 肺水肿

　　C. 肺动脉栓塞　　　　　　　　　　　　　D. 慢性支气管炎

　　E. 大叶性肺炎

42. 有关肺泡通气/血流比例失调下列哪一项**不正确**　　　　　　　　（　　）

　　A. 可以是部分肺泡通气不足

　　B. 可以是部分肺泡血流不足

　　C. 是肺部病变引起呼吸衰竭的最重要机制,此时肺总通气量可以不减少

　　D. 常引起 PaO_2 降低,而 $PaCO_2$ 不增加

　　E. 可见于气管阻塞,总肺泡通气量下降而肺血流量未减少时

43. 成人呼吸窘迫综合征(ARDS)的基本发病环节是　　　　　　　　　（　　）

　　A. 肺内 DIC 形成　　　　　　　　　　　B. 急性肺淤血水肿

　　C. 急性肺不张　　　　　　　　　　　　　D. 弥漫性肺泡—毛细血管膜损伤

　　E. 肺泡内透明膜形成

44. 氧疗对下列哪种情况引起的病变**无效** （　　）

　　A. 通气障碍　　　　　　　　　　　　　B. 气体弥散障碍

　　C. 功能性分流　　　　　　　　　　　　D. 死腔样通气

　　E. 肺动—静脉瘘

45. 吸入纯氧可有效地提高 PaO_2，除了 （　　）

　　A. 功能性分流增加引起的 PaO_2 下降　　　B. 真性分流增加引起的 PaO_2 下降

　　C. 功能性死腔增加引起的 PaO_2 下降　　　D. 支气管哮喘引起的 PaO_2 下降

　　E. 慢性支气管炎引起的 PaO_2 下降

46. 对有通气障碍致使血中 CO_2 潴留的患者，开始可 （　　）

　　A. 持续给高浓度氧　　　　　　　　　　B. 间断给高浓度氧

　　C. 给纯氧　　　　　　　　　　　　　　D. 给高压氧

　　E. 持续给低浓度低流量氧

47. 肺泡膜面积减少到何种程度可发生换气功能障碍 （　　）

　　A. 1/6 以上　　　　　　　　　　　　B. 1/5 以上

　　C. 1/4 以上　　　　　　　　　　　　D. 1/3 以上

　　E. 1/2 以上

48. 判断呼吸衰竭的一个重要指标是 （　　）

　　A. 呼吸节律的异常　　　　　　　　　　B. 发绀的程度

　　C. 血气分析　　　　　　　　　　　　　D. 呼吸困难程度

　　E. 细胞呼吸受损

49. 慢性Ⅱ型呼吸衰竭患者输氧原则是 （　　）

　　A. 慢速输入高浓度纯氧　　　　　　　　B. 间歇输入低浓度氧

　　C. 正压输入低浓度氧　　　　　　　　　D. 持续低流量低浓度给氧

　　E. 持续高流量高浓度给氧

50. Ⅰ型呼吸衰竭常见的病因是 （　　）

　　A. 呼吸中枢抑制　　　　　　　　　　　B. 呼吸肌麻痹

　　C. 中央气道阻塞　　　　　　　　　　　D. 慢性阻塞性肺疾患

　　E. 弥散障碍

51. 以 $PaO_2 < 8kPa(60mmHg)$ 作为在海平面条件下吸入室内空气时诊断呼吸衰竭的标准，是

　　根据 （　　）

　　A. 临床经验制订的

　　B. 此时外周化学感受器方可被缺氧刺激兴奋

　　C. 此时会引起酸中毒

　　D. 此时中枢神经系统开始出现不可逆变化

　　E. 氧离曲线特性，此时 SaO_2 显著下降，组织将严重缺氧

52. 关于总肺泡通气量不足，下列哪一项是**错的** （　　）

　　A. 可引起Ⅰ型呼吸衰竭　　　　　　　　B. 可因限制性通气不足引起

　　C. 可因阻塞性通气不足引起　　　　　　D. 临床上常见于慢性阻塞性肺疾病

　　E. 可合并通气/血流比例失调

53. 下列哪一项**不是**弥散障碍的特点 　　　　　　　　　　　　　（　　）
  A. 可因肺泡膜面积减少引起　　　　　　　B. 可因肺泡膜厚度增加引起
  C. 常在静息时就可引起明显的 PaO_2 降低　　D. $PaCO_2$ 正常甚至低于正常
  E. 严重时尤其在肺血流加快时可引起 PaO_2 降低

54. 下列哪一项与"功能性分流"**不符** 　　　　　　　　　　　　　（　　）
  A. 又称静脉血掺杂
  B. 是部分肺泡通气明显降低而血流未相应减少所致
  C. 正常人肺也有功能性分流
  D. 肺不张时也引起功能性分流
  E. 功能性分流部分的静脉血不能充分动脉化而 PaO_2 降低，$PaCO_2$ 增加

55. 下列哪一项与"死腔样通气"**不符** 　　　　　　　　　　　　　（　　）
  A. 明显增多时可引起呼吸衰竭
  B. 是部分肺泡血流不足而通气未相应减少所致
  C. 正常人肺没有死腔样通气
  D. 可见于肺弥散性血管内凝血时
  E. 是因大量肺泡为死腔样通气，其余肺泡的血流多而通气少，因此 PaO_2 降低

56. 支气管肺炎引起Ⅰ型呼衰的主要发病环节是 　　　　　　　　　（　　）
  A. 肺内动—静脉短路增加　　　　　　　　B. 肺泡通气/血流比例失调
  C. 阻塞性通气障碍　　　　　　　　　　　D. 限制性通气障碍
  E. 弥散障碍

57. 慢性阻塞性肺气肿的患者呼衰时 　　　　　　　　　　　　　　　（　　）
  A. 将患者送入高压氧舱　　　　　　　　　B. 吸入纯氧
  C. 先吸入 30% 左右的氧　　　　　　　　　D. 吸入 95% 氧加 5%CO_2
  E. 吸入室内空气

58. 成人呼吸窘迫综合征时最早出现的酸碱平衡紊乱类型是 　　　　　（　　）
  A. AG 正常性代谢性酸中毒　　　　　　　B. AG 增高性代谢性酸中毒
  C. 呼吸性酸中毒　　　　　　　　　　　　D. 代谢性碱中毒
  E. 呼吸性碱中毒

59. 呼吸衰竭时最常见的酸碱平衡紊乱是 　　　　　　　　　　　　　（　　）
  A. 代谢性酸中毒　　　　　　　　　　　　B. 代谢性碱中毒
  C. 呼吸性酸中毒　　　　　　　　　　　　D. 呼吸性碱中毒
  E. 混合性酸碱紊乱

60. 肺性脑病的主要发病环节是 　　　　　　　　　　　　　　　　　（　　）
  A. CO_2 潴留使周围血管阻力降低　　　　　B. 脑血管扩张和细胞内酸中毒
  C. 脑疝形成　　　　　　　　　　　　　　D. CO_2 直接作用使脑血管收缩
  E. 血清氯浓度降低

B 型题

  A. 呼吸中枢抑制　　　　　　　　　　　　B. 单纯弥散障碍
  C. 胸廓顺应性增加　　　　　　　　　　　D. 慢性阻塞性肺疾患（通气反应减弱者）

E. 肺叶切除后呼吸运动增强时

1. PaO_2 下降，$PaCO_2$ 升高，两者不呈一定比例关系见于　　（　　）
2. PaO_2 下降，$PaCO_2$ 升高，两者呈一定比例关系见于　　（　　）
3. PaO_2 下降，$PaCO_2$ 变动不大见于　　（　　）
4. PaO_2 下降，$PaCO_2$ 也明显下降见于　　（　　）

　A. 限制性通气不足　　　　　　　　B. 阻塞性通气不足
　C. 功能性分流增加　　　　　　　　D. 解剖性分流增加
　E. 弥散障碍

5. 肺部肿瘤压迫气道可引起　　（　　）
6. 过量镇静药可导致　　（　　）
7. 大叶性肺炎早期可引起　　（　　）
8. 低钾血症可引起　　（　　）
9. 两侧气胸可引起　　（　　）
10. 弥漫性间质性肺水肿可引起　　（　　）
11. 肺内动静脉短路大量开放可引起　　（　　）
12. 肺叶切除 2/3 后可引起　　（　　）

　A. 皮肤血管收缩　　　　　　　　　B. 肺血管收缩
　C. 脑血管收缩　　　　　　　　　　D. 红细胞生成增加
　E. 肺泡毛细胞管膜通透性增加

13. 急性低氧血症时可出现　　（　　）
14. 慢性低氧血症时可出现　　（　　）
15. 高碳酸血症可出现　　（　　）
16. 成人呼吸窘迫综合征时可出现　　（　　）

C 型题

　A. 肺水肿　　　　　　　　　　　　B. 肺微血栓形成
　C. 两者均可　　　　　　　　　　　D. 两者均不可

1. $V/Q < 0.8$ 见于　　（　　）
2. $V/Q > 0.8$ 见于　　（　　）

　A. 低氧血症　　　　　　　　　　　B. 高碳酸血症
　C. 两者均有　　　　　　　　　　　D. 两者均无

3. 通气障碍型呼吸衰竭常发生　　（　　）
4. 换气障碍型呼吸衰竭常发生　　（　　）
5. Ⅱ型呼衰用纯氧治疗可发生　　（　　）
6. 癔病引起的过度通气　　（　　）

　A. PaO_2 低于正常　　　　　　　　B. $PaCO_2$ 高于正常
　C. 两者均有　　　　　　　　　　　D. 两者均无

7. 肺水肿常发生　　（　　）
8. 麻醉药过量引起呼吸中枢抑制　　（　　）
9. 异物阻塞气管　　（　　）

10. 右上肺叶肺不张 （ ）

11. 严重支气管哮喘 （ ）

    A. 吸气性呼吸困难   B. 呼气性呼吸困难

    C. 两者均有   D. 两者均无

12. 中央性气道内部分阻塞时 （ ）

13. 中央性气道胸外部分阻塞时 （ ）

14. 外周性气道阻塞时 （ ）

15. 肺气肿时 （ ）

    A. 肺泡气氧分压与动脉血氧分压差增高   B. $PaCO_2$ 增高

    C. 两者均可   D. 两者均无

16. 换气功能障碍时多见 （ ）

17. 肺泡总通气量下降时（未合并换气障碍） （ ）

18. 高原吸入气 PO_2 低时 （ ）

19. 慢性阻塞性肺疾病时 （ ）

X 型题

1. 声带炎症、麻痹时产生吸气性呼吸困难的机制是 （ ）

    A. 吸气时胸内压降低   B. 吸气时气流经病灶部位引起气道内压降低

    C. 吸气时气道内压明显低于大气压   D. 吸气时气道内压大于胸内压

2. 慢性阻塞性肺疾患者产生呼气性呼吸困难的机制是 （ ）

    A. 肺泡壁损害   B. 胸内压增高

    C. 小气道管壁张力降低   D. 气道内压降低

3. 呼吸衰竭并发右心衰竭的主要原因是 （ ）

    A. 肺动脉高压   B. 低氧血症使循环中枢受损

    C. 心肌受损   D. CO_2 潴留导致外周血管扩张,低血压

4. 呼吸衰竭累及左心的可能原因是 （ ）

    A. 胸内压升高压迫左心   B. 低氧血症和酸中毒

    C. 右心室扩大降低左室顺应性   D. 肺动脉楔压升高

5. 肺泡通气不足时血气变化特征是 （ ）

    A. PaO_2 下降   B. $PaCO_2$ 升高

    C. $PaCO_2$ 正常   D. P_AO_2 下降

6. 限制性通气不足可见于 （ ）

    A. 慢性阻塞性肺病   B. 重症肌无力

    C. 巴比妥中毒   D. 肺栓塞

7. 肺泡膜病变发生呼吸衰竭的主要机制有 （ ）

    A. 肺泡膜厚度增加   B. 肺泡膜面积减少

    C. 肺泡通气/血流比例失调   D. 血液和肺泡接触时间过短

8. Ⅱ型呼衰常见的病因有 （ ）

    A. 肺炎   B. 呼吸中枢抑制

    C. 呼吸肌麻痹   D. 中央气道阻塞

9. Ⅰ型呼吸衰竭常见的病因有 （   ）

    A. 呼吸中枢机制   B. 通气/血流比例失调

    C. 中央气道阻塞   D. 弥散障碍

10. 体内二氧化碳潴留引起的全身血管变化是 （   ）

    A. 脑血管扩张   B. 皮肤血管扩张

    C. 肾小动脉和肺小动脉收缩   D. 脑血管收缩

11. 呼衰时各种机能变化的最基本原因是 （   ）

    A. 中枢神经系统功能障碍   B. 低氧血症

    C. 电解质代谢变化   D. 高碳酸血症

【答案】

A 型题

  1. E　2. D　3. E　4. E　5. D　6. D　7. C　8. A　9. C　10. D　11. B　12. A　13. C　14. B　15. C 16. D 17. A　18. D　19. D　20. C　21. C　22. C　23. E　24. A　25. E　26. B　27. C　28. B　29. B　30. E 31. C　32. D　33. D　34. A　35. A　36. B　37. A　38. C　39. E　40. C　41. C　42. E　43. D　44. E　45. B 46. E　47. E　48. C　49. D　50. E　51. E　52. A　53. C　54. D　55. E　56. B　57. C　58. B　59. E 60. B

B 型题

  1. D　2. A　3. B　4. E　5. B　6. A　7. C　8. A　9. A　10. E　11. D　12. E　13. A　14. D　15. B 16. E

C 型题

  1. A　2. B　3. C　4. A　5. B　6. D　7. A　8. C　9. C　10. A　11. C　12. B　13. A　14. B　15. B 16. A　17. B　18. D　19. C

X 型题

  1. BC　2. ABD　3. AC　4. ABC　5. ABD　6. BC　7. ABCD　8. BCD　9. BD　10. ABC　11. BD

二、名词解释

1. Respiratory failure

【答案】　指外呼吸功能严重障碍，以致成年人在海平面条件下静息时，PaO_2 低于 60mmHg，伴有或不伴有 $PaCO_2$ 高于 80mmHg，并出现相应的症状和体征的病理过程称为呼吸衰竭。

2. Restrictive hypoventilation

【答案】　指吸气时肺泡扩张受限制所引起的肺泡通气不足。常见原因有呼吸肌活动障碍、胸廓和肺的顺应性降低、胸腔积液或气胸等。

3. Obstructive hypoventilation

【答案】　指由于气道狭窄或阻塞所致的通气障碍。常见原因有气道炎症、痉挛、水肿和肿瘤等。

4. Equal pressure point

【答案】　在呼气时，在呼出的气道上有一气道内压与胸内压相等的部位，称为等压点。

5. Diffusion impairment

【答案】　是指氧和二氧化碳通过肺泡膜进行气体交换的过程发生障碍。气体的弥散过程受肺泡与血流间的气体分压差、气体在液体中的溶解度、肺泡呼吸面积的大小以及弥散膜的厚度等因素的影响。

6. Functional shunt

【答案】　部分肺泡因病变而通气减少,而血流未相应减少,使 V_A/Q 显著降低,以致流经这部分肺泡的静脉血,未经充分动脉化掺入动脉血中,这种情况类似动—静脉短路故称功能性分流,又称静脉血掺杂。

7. Dead space like ventilation

【答案】　部分肺泡血流因血管病变而减少,患部肺泡血流少而通气多,使 V_A/Q 显著升高,肺泡通气不能充分被利用,称为死腔样通气。

8. True shunt

【答案】　部分肺泡因完全失去通气功能但仍有血流,流经这部分肺泡的血液完全未经充气体交换而掺入动脉血,类似解剖性分流,称为真性分流。

9. 肺源性心脏病

【答案】　呼吸衰竭累及心脏,主要引起右心肥大与衰竭,称之为肺源性心脏病。

10. Pulmonary encephalopathy

【答案】　由呼吸衰竭引起的脑功能障碍称为肺性脑病。

三、简答题

1. 简述呼吸衰竭的分类方法。

【答题要点】　①根据其发生的速度不同,分为急性和慢性。②根据引起呼吸衰竭的原发病变部位不同,分为中枢性及外周性呼吸衰竭。③根据血气变化的特点,又分为低氧血症型(Ⅰ型)和高碳酸血症型(Ⅱ型)呼吸衰竭。④根据发病机制的不同,分为通气性和换气性呼吸衰竭。

2. 简述肺通气障碍的类型及原因。

【答题要点】　①肺通气障碍有限制性通气不足和阻塞性通气不足两种类型;②前者的原因有呼吸肌活动障碍、胸廓和肺的顺应性降低、胸腔积液或气胸;③后者的原因有气道狭窄或阻塞,多因气道炎症、痉挛、水肿和肿瘤所致。

3. 简述慢性阻塞性肺部疾病患者用力呼吸时,呼气性呼吸困难加重的机制。

【答题要点】　慢阻肺患者,由于小气道阻力增大,用力呼气时小气道压降更大,等压点上移;或肺气肿患者,由于肺弹性回缩力降低,使胸内压增高,致等压点上移。等压点上移至无软骨支撑的膜性气道,导致小气道受压而闭合,使肺泡气难以呼出,因而产生呼气性呼吸困难。

4. 为什么单纯弥散障碍不伴有 $PaCO_2$ 升高?

【答题要点】　虽然 CO_2 分子量比 O_2 大,但 CO_2 在水中的溶解度比 O_2 大24倍,故 CO_2 的弥散系数比 O_2 大20倍,以至于 CO_2 弥散速度比 O_2 大,因而血液中 CO_2 能较快、较容易地弥散入肺泡,使 $PaCO_2$ 与 P_ACO_2 很快达成平衡。在单纯性弥散障碍时,患者虽有肺泡气中的 O_2 向肺毛细血管内弥散减少,PaO_2 降低,但 CO_2 从肺毛细血管内弥散不受影响。患者在通气量正常时,$PaCO_2$ 正常;若患者存在代偿性通气过度,$PaCO_2$ 则降低。故单纯弥散障

碍 $PaCO_2$ 可正常,而 PaO_2 降低。

5.部分肺泡通气不足的原因及血气变化的特点是什么?

【答题要点】 支气管哮喘、慢性支气管炎、阻塞性肺气肿等引起的气道阻塞,以及肺纤维化、肺水肿等引起的限制性通气障碍可使部分肺泡通气不足。病变肺区肺通气量与血流比例明显降低,流经该处的血液得不到充分的气体交换,导致血氧分压及血氧含量下降;健康肺区代偿性通气增加,使流经健侧肺泡氧分压增加,但血氧含量仅有轻度增加,两部分血液混合后的血气变化特点是 PaO_2 降低。根据代偿性通气量增多的程度,$PaCO_2$ 可正常、降低或升高。

6.部分肺泡血流不足的原因及血气变化的特点是什么?

【答题要点】 肺动脉栓塞、弥散性血管性凝血和肺血管收缩可使部分肺泡血流量减少。病变区肺通气量与血流比例显著大于正常,流经的血液 PaO_2 显著升高,但其氧含量却增加很少;而在非病变区,血流量增多,而又不能充分动脉化,其氧分压和氧含量显著降低,两部分血液混合后的血气变化特点是 PaO_2 降低。根据代偿性通气量增多的程度,$PaCO_2$ 可正常、降低或升高。

7.呼吸衰竭患者常见哪些混合型酸碱平衡紊乱? 其产生机制如何?

【答题要点】 ①代谢性酸中毒:由于严重缺氧,致使无氧代谢增强,酸性产物增多,如患者合并肾功能不全或休克、感染等,肾排酸保碱功能降低而加重代谢性酸中毒;②呼吸性酸中毒:Ⅱ型呼吸衰竭时,大量 CO_2 潴留;③呼吸性碱中毒:Ⅰ型呼吸衰竭时,因缺氧引起持续性通气过度;④代谢性碱中毒:多属于医源性,如纠酸补碱过量、长期使用利尿剂等。

8.简述呼吸衰竭的治疗原则。

【答题要点】 治疗原则:①防止与去除呼吸衰竭的原因;②改善肺通气,提高氧分压;③降低二氧化碳分压;④改善内环境及重要器官的功能。

四、论述题

1.试述阻塞性通气不足中阻塞部位不同而出现呼吸困难形式也不同的机制。

【答题要点】 ①阻塞性通气不足分为中央性气道阻塞和外周性气道阻塞,中央性气道阻塞以气管分叉为界,分为胸内和胸外;②若阻塞位于胸外,吸气时气道流经病灶狭窄处引起压力降低,使气道内压明显低于大气压,加重狭窄,产生吸气性呼吸困难;③若阻塞位于胸内,呼气时胸内压升高,压迫气道,使气道狭窄加重,产生呼气性呼吸困难;④外周性气道阻塞是位于内径≤2mm 无软骨的细支气管阻塞,细支气管与周围肺泡结构紧密相连,呼气时小气管变窄,小气道阻力增加,表现为呼气性呼吸困难。

2.何谓功能性分流和真性分流? 如何鉴别?

【答题要点】 ①由于病变引起部分肺泡通气严重不足,而血流未相应减少,使 V_A/Q 显著降低,以致流经这部分肺泡的静脉血,未经充分动脉化参入动脉血中,这种情况类似动—静脉短路故称功能性分流;②解剖分流的血液完全未经气体交换过程,称为真性分流。在肺实变和肺不张时,病变肺泡完全失去通气功能,但仍有血流,流经的血液完全为进行气体交换而掺入动脉血,类似解剖分流;③吸入纯氧可提高功能性分流的 PaO_2,而对真性分流的 PaO_2 则无明显作用,用这种方法可鉴别功能性分流和真性分流。

3.试述肺原性心脏病的发生机制。

【答题要点】　主要机制:①体内缺氧、CO_2潴留和酸中毒引起肺小动脉收缩,肺动脉高压,加重右心负荷;②长期小动脉收缩导致管壁增厚和硬化,管腔变窄,形成持久性肺动脉高压;③长期缺氧使红细胞增多使血液黏度增高,加重心脏负荷;④某些肺血管病变,如肺小动脉炎;⑤缺氧和酸中毒降低心肌的舒缩功能;⑥心室舒缩活动受限。

5. 为什么ARDS患者通常发生Ⅰ型呼吸衰竭?

【答题要点】　ARDS患者病理特点:①肺不张和支气管痉挛引起的肺内分流;②微血栓形成和肺血管收缩引起的死腔样通气;③通透性肺水肿引起的气体弥散功能障碍,均可导致PaO_2降低。其中以肺泡—通气血流比例失调为ARDS患者呼吸衰竭的主要发病机制。由于PaO_2降低对血管化学感受器的刺激和肺充血、水肿等肺泡毛细血管旁J感受器的刺激,使呼吸运动加深加快,导致呼吸窘迫和$PaCO_2$降低,故ARDS患者通常发生Ⅰ型呼吸衰竭。

6. 慢性阻塞性肺病发生机制?

【答题要点】①阻塞性通气障碍:支气管壁肿胀、痉挛、堵塞、气道等压点上移;②限制性通气障碍:肺泡表面活性物质减少,呼吸肌衰竭;③弥散功能障碍:肺泡壁损伤引起的弥散面积减少和肺泡膜炎性增厚;④通气血流比例失调:因气道阻塞不均引起的部分肺泡通气不足,因微血栓形成引起的部分肺泡血流不足。

7. 呼吸衰竭的患者给氧治疗的原则和机理是什么?

【答题要点】　①Ⅰ型呼吸衰竭只有缺氧而无CO_2潴留,故可吸入较高浓度(30%～50%)的氧,可以增加氧的弥散能力,提高PaO_2。②Ⅱ型呼吸衰竭既有缺氧又有CO_2潴留,此时患者呼吸刺激来自缺氧,CO_2因浓度过高已不起刺激呼吸作用,如无节制地给较高浓度氧,则缺氧对呼吸中枢的反射性刺激停止,呼吸更为减弱,故一般宜吸入较低浓度(<30%)的氧,此类患者的给氧原则以持续性低浓度、低流量为宜,使PaO_2提高到60mmHg即可。

(邱晓晓)

第十五章 肝功能不全

一、选择题

A 型题

1.对于肝功能不全的描述哪一个最佳 （　）

    A.是出现严重代谢障碍的综合征   B.就是肝性脑病

    C.是肝脏细胞发生严重损害引起的综合征   D.常发生于暴发性肝炎

    E.是肝实质细胞发生严重损害引起的综合征

2.肝功能障碍时容易出血的主要原因是 （　）

    A.肝素产生增多   B.纤溶酶产生增多

    C.凝血因子产生减少   D.毛细血管壁受损

    E.FDP 增多

3.下述哪项**不是**肝细胞功能障碍时发生低血糖的原因 （　）

    A.胰岛素灭活障碍   B.肝糖原转变为葡萄糖的过程障碍

    C.胰高血糖素灭活障碍   D.肝细胞内质网葡萄糖-6-磷酸酶活性降低

    E.肝糖原贮备减少

4.肝功能不全时蛋白质代谢变化正确的是 （　）

    A.白蛋白增加   B.球蛋白减少

    C.纤维蛋白原和凝血酶原减少   D.白蛋白与球蛋白比值增加

    E.白蛋白与球蛋白比值减少

5.肝性脑病的正确概念应是 （　）

    A.肝脏疾病并发脑部疾病   B.肝功能衰竭并发脑水肿

    C.肝功能衰竭所致的昏迷   D.严重肝脏疾病所致的精神紊乱性疾病

    E.严重肝脏疾病所致的精神神经综合征

6.A 型肝性脑病是指 （　）

    A.门—体型脑病   B.肝细胞广泛坏死时出现的脑病

    C.急性肝功能衰竭相关的脑病   D.肝胆病患引起的脑病

    E.反复发作的精神紊乱

7.C 型肝性脑病的主要原因是 （　）

    A.肝胆系统疾患   B.门脉性肝硬变

    C.脂肪肝   D.暴发性肝炎

  E. 胆囊炎

8. **不属于** C 型肝性脑病的特征的是 （　　）

  A. 大多数 C 型肝性脑病有诱因   B. 血氨常有升高

  C. 慢性、反复发作   D. 多见于有侧支循环的肝硬变患者

  E. 有持续性不可逆性神经精神症状

9. 肝性脑病患者血氨升高的主要原因是 （　　）

  A. 肠道细菌繁殖分解蛋白质和尿素增加   B. 肠内氨经侧支循环直接进入体内

  C. 体内氨生成增加,清除减少   D. 肾脏产生的氨吸收入血增多

  E. 肝合成尿素减少

10. B 型、C 型肝性脑病患者,胃肠道内妨碍氨吸收的主要因素是 （　　）

  A. 肠道淤血水肿、胆汁分泌减少   B. 蛋白质摄入减少

  C. 肠道细菌活跃   D. 血液中尿素浓度下降

  E. 肠内 pH<5

11. 肝硬化患者血氨增高的诱因可以是 （　　）

  A. 胃肠运动增强   B. 胃肠道出血

  C. 脂肪酸摄入减少   D. 糖类摄入减少

  E. 肠道内细菌活动减弱

12. 严重肝脏疾病时氨清除不足的主要原因是 （　　）

  A. 谷氨酰胺合成障碍

  B. 尿素合成障碍

  C. 不能以酰胺形式储存于肾小管上皮细胞内

  D. 谷氨酸合成障碍

  E. 丙氨酸合成障碍

13. 假性神经递质引起肝性脑病的机制是 （　　）

  A. 干扰脑的能量代谢

  B. 使脑细胞产生抑制性突触后电位

  C. 干扰脑细胞膜的功能

  D. 与正常递质竞争受体,但其效应远较正常递质弱

  E. 促进血浆氨基酸失衡

14. 氨中毒患者脑内能量产生减少的主要机制是 （　　）

  A. 酵解过程障碍   B. 三羧酸循环障碍

  C. 磷酸肌酸分解障碍   D. 脂肪氧化障碍

  E. 酮体利用障碍

15. 上消化道出血诱发肝性脑病的主要机制是 （　　）

  A. 引起失血性休克   B. 脑组织缺血缺氧

  C. 血浆蛋白经肠道细菌作用而产生氨   D. 血液中苯乙胺和酪胺增加

  E. 破坏血脑屏障,假性神经递质入脑

16. 氨对神经细胞膜离子转运的影响是 （　　）

  A. 细胞内钾增多   B. 细胞内钾缺乏

  C. 细胞内镁增多   D. 细胞内钠缺乏

E. 细胞内钙增多

17. 肝性脑病时脑组织乙酰胆碱的变化是 （　　）

    A. 由于肝脏合成胆碱酯酶减少,乙酰胆碱因分解减少而增加

    B. 血氨增高抑制乙酰胆碱合成而使其减少

    C. 分解减少与合成减少共同作用,其含量正常

    D. 血氨使乙酰胆碱分解加速,其含量减少

    E. 以上都不对

18. 血氨增高对神经递质的影响应为下列哪一项? （　　）

    A. 乙酰胆碱↓、谷氨酸 先↓后↑、γ-氨基丁酸↑

    B. 乙酰胆碱↓、谷氨酸 先↓后↑、γ-氨基丁酸↓

    C. 乙酰胆碱↑、谷氨酸 先↓后↑、γ-氨基丁酸↓

    D. 乙酰胆碱↑、谷氨酸 先↑后↓、γ-氨基丁酸↓

    E. 乙酰胆碱↓、谷氨酸 先↑后↓、γ-氨基丁酸↑

19. 碱中毒诱发肝性脑病的主要机制是 （　　）

    A. $NH_3\downarrow$、$NH_4^+\uparrow$ B. $NH_3\uparrow$、$NH_4^+\downarrow$

    C. $NH_3\uparrow$、$NH_4^+\uparrow$ D. $NH_3\downarrow$、$NH_4^+\downarrow$

    E. 早期 $NH_3\uparrow$、晚期 $NH_4^+\uparrow$

20. 应用左旋多巴可治疗某些肝性脑病患者,其机制是 （　　）

    A. 促进脑氨的清除   B. 入脑后可形成正常神经递质

    C. 抑制 γ-氨基丁酸的形成   D. 促进支链氨基酸进入脑组织

    E. 减少芳香氨基酸进入脑内

21. 肝性脑病患者服用肠道抗生素的目的是 （　　）

    A. 防治胃肠道感染   B. 预防肝胆系统感染

    C. 防止腹水感染   D. 抑制肠道对氨的吸收

    E. 抑制肠道细菌而减少氨的产生

22. 羟苯乙醇胺的生成过程是 （　　）

    A. 酪氨酸经过羧化   B. 酪氨酸经过脱羧

    C. 酪氨酸先经羧化,再经过羟化   D. 酪氨酸先经脱羧,再经过羟化

    E. 苯丙氨酸先经脱羧,再经过羟化

23. 导致肝性脑病的假性神经递质有 （　　）

    A. 苯乙胺和酪胺   B. 苯乙胺和苯乙醇胺

    C. 酪胺和羟苯乙醇胺   D. 苯乙胺和羟苯乙醇胺

    E. 苯乙醇胺和羟苯乙醇胺

24. 消化道出血诱发肝性脑病的最主要机制是 （　　）

    A. 引起失血性休克   B. 肠道细菌作用下产生氨

    C. 脑组织缺血缺氧   D. 血液苯乙氨和酪氨增加

    E. 破坏血脑屏障,假性神经递质入脑

25. 肝性脑病出现扑翼样震颤的机制是 （　　）

    A. 氨对脑组织的毒性作用   B. GABA 减少

    C. 乙酰胆碱减少   D. 谷氨酸、天门冬氨酸减少

E.假性神经递质取代多巴胺

26.假性神经递质引起意识障碍的机制是　　　　　　　　　　　　　　　　（　　）

  A.取代乙酰胆碱　　　　　　　　　　　　B.取代正常神经递质

  C.抑制去甲肾上腺素和多巴胺的合成　　　D.抑制谷氨酸的合成

  E.假性神经递质为抑制性递质

27.肝性脑病时血浆氨基酸比例失常表现为　　　　　　　　　　　　　　　（　　）

  A.芳香氨基酸↑、支链氨基酸↑　　　　　B.芳香氨基酸↓、支链氨基酸↑

  C.芳香氨基酸↑、支链氨基酸↓　　　　　D.芳香氨基酸正常、支链氨基酸↑

  E.芳香氨基酸↓、支链氨基酸↓

28.血浆氨基酸失衡学说中所说的支链氨基酸包括　　　　　　　　　　　　（　　）

  A.亮氨酸、异亮氨酸和缬氨酸　　　　　　B.苯丙氨酸、酪氨酸和色氨酸

  C.亮氨酸、缬氨酸和色氨酸　　　　　　　D.异亮氨酸、色氨酸和缬氨酸

  E.苯丙氨酸和酪氨酸

29.血浆氨基酸失衡学说中所说的芳香族氨基酸包括　　　　　　　　　　　（　　）

  A.亮氨酸、异亮氨酸和缬氨酸　　　　　　B.苯丙氨酸、酪氨酸和色氨酸

  C.亮氨酸、缬氨酸和色氨酸　　　　　　　D.异亮氨酸、色氨酸和缬氨酸

  E.苯丙氨酸和异亮氨酸

30.肝性脑病患者血中支链氨基酸浓度降低的机制是　　　　　　　　　　　（　　）

  A.肝脏代谢支链氨基酸增加　　　　　　　B.支链氨基酸经肠道排出

  C.支链氨基酸经肾脏排出　　　　　　　　D.支链氨基酸进入中枢神经系统

  E.骨骼肌对支链氨基酸的摄取和利用增强

31.肝性脑病患者为减少肠道氨的吸收,不宜采用的措施是　　　　　　　　（　　）

  A.生理盐水清洁灌肠　　　　　　　　　　B.肥皂水清洁灌肠

  C.硫酸镁导泻　　　　　　　　　　　　　D.白醋加生理盐水灌肠

  E.乳果糖口服

32.色氨酸在肝性脑病中的作用是　　　　　　　　　　　　　　　　　　　（　　）

  A.直接抑制中枢神经系统　　　　　　　　B.直接兴奋中枢神经系统

  C.转变成 5-羟色氨　　　　　　　　　　　D.对抗多巴胺

  E.对抗乙酰胆碱

33.肝性脑病时芳香族氨基酸入脑增多的机制是　　　　　　　　　　　　　（　　）

  A.血氨浓度增加　　　　　　　　　　　　B.血浆短链脂肪酸增加

  C.血脑屏障破坏　　　　　　　　　　　　D.血浆支链氨基酸减少

  E.血浆硫醇含量增多

34.肝病时肠源性内毒素血症与下列哪项因素**无关**　　　　　　　　　　（　　）

  A.肠腔内胆盐量增加　　　　　　　　　　B.通过肝窦的血流量减少

  C.枯否细胞功能抑制　　　　　　　　　　D.内毒素从结肠漏出过多

  E.内毒素吸收过多

35.结肠内 pH 值降到 5.0 时　　　　　　　　　　　　　　　　　　　　　（　　）

  A..从肠道吸收氨↓,以 NH_4^+ 形式排出体外↑

  B.从肠道吸收氨↑,以 NH_4^+ 形式排出体外↓

C. 从肠道吸收氨↑,以 NH_4^+ 形式排出体外↑

D. 从肠道吸收氨↓,以 NH_4^+ 形式排出体外↓

E. 从肠道吸收氨↓,以 NH_3 形式排出体外↑

36. 下列哪项因素**不会**诱发肝性脑病 （　　）

    A. 感染　　　　　　　　　　　　　B. 便秘

    C. 消化道出血　　　　　　　　　　D. 酸中毒

    E. 应用利尿剂

37. 下列哪项**不是**引起肝性脑病的毒性物质 （　　）

    A. 羟苯乙醇胺　　　　　　　　　　B. 苯乙醇胺

    C. 多巴胺　　　　　　　　　　　　D. 5-羟色胺

    E. 短链脂肪酸

38. 肝性脑病患者血浆支链氨基酸降低主要是由 （　　）

    A. 肝脏对胰高血糖素灭活作用减弱

    B. 肝脏对糖皮质激素灭活作用减弱

    C. 肝脏对肾上腺素灭活作用减弱

    D. 肝脏对胰岛素灭活作用减弱

    E. 肝脏对甲状旁腺激素灭活作用减弱

39. 下列哪项**不是**肝性功能性肾功能衰竭的特点 （　　）

    A. 只见于急性重症肝炎　　　　　　B. 肾血流量明显减少

    C. 肾小管功能未受损　　　　　　　D. GFR 严重降低

    E. 肾血管收缩

40. 治疗肝性脑病的措施中,下列哪项是**不妥当**的 （　　）

    A. 静脉点滴谷氨酸钠　　　　　　　B. 给予足量碱性药物

    C. 补充葡萄糖　　　　　　　　　　D. 口服乳果糖

    E. 给予左旋多巴

41. 肝性脑病性肾衰竭的发病机制与下列哪项因素**无关** （　　）

    A. 低血容量　　　　　　　　　　　B. 交感神经兴奋

    C. 内毒性血症　　　　　　　　　　D. 肾素—血管紧张素系统活动增强

    E. 激肽系统活动增强

42. 神经细胞膜 GABA-A 受体活化可通过开放哪条离子通道而发挥抑制性作用 （　　）

    A. K^+ 通道　　　　　　　　　　　B. Na^+ 通道

    C. N 型乙酰胆碱通道　　　　　　　D. Cl^- 通道

    E. Ca^{2+} 通道

B **型题**

    A. 降低血氨　　　　　　　　　　　B. 增加脑内多巴胺和 NE

    C. 纠正氨基酸失衡　　　　　　　　D. 降低血中 GABA 水平

    E. 增加神经细胞膜 Na^+-K^+-ATP 酶活性

1. 肝性脑病时用左旋多巴治疗的直接作用是 （　　）

2. 肝性脑病用复方氨基酸溶液治疗的直接作用是 （　　）

3. 肝性脑病时用乳果糖治疗的直接作用是 （　　）

A. 酪胺   B. 短链脂肪酸

C. 氨   D. 5-羟色胺

E. 苯乙胺

4. 苯丙氨酸在肠道细菌作用下可产生   (　　)

5. 酪氨酸在肠道细菌作用下可产生   (　　)

6. 尿素在肠道细菌作用下可产生   (　　)

A. 苯丙氨酸、酪氨酸和色氨酸   B. 亮氨酸、异亮氨酸和缬氨酸

C. 苯乙醇胺、羟苯乙醇胺   D. γ-氨基丁酸

E. 谷氨酸和乙酰胆碱

7. 抑制性中枢神经递质包括   (　　)

8. 引起肝性脑病的假性神经递质是   (　　)

9. 兴奋性中枢神经递质是指   (　　)

A. 氨与 α-酮戊二酸结合形成谷氨酸   B. 丙酮酸氧化脱羧

C. 氨与 γ-氨基丁酸结合形成琥珀酸   D. 氨与谷氨酸结合形成谷氨酰胺

E. 乙酰辅酶 A 与胆碱形成乙酰胆碱

10. 氨的代谢中上列哪项使 NADH 消耗增多   (　　)

11. 氨的代谢中上列哪项属耗能过程   (　　)

A. 干扰脑的能量代谢   B. 使兴奋性中枢神经递质减少

C. 取代正常神经递质   D. 对神经突触膜有直接毒性作用

E. 使抑制性神经递质增多

12. 苯乙醇胺对脑的毒性作用是   (　　)

13. 短链脂肪酸对脑的毒性作用是   (　　)

A. 肌肉组织   B. 肾脏

C. 肝脏   D. 肠道上皮细胞

E. 神经组织

14. 清除血中芳香族氨基酸的主要器官组织是   (　　)

15. 清除血中支链氨基酸的主要器官组织是   (　　)

16. 清除血氨的主要器官是   (　　)

C 型题

A. 抑制酪胺酸羟化酶   B. 抑制多巴胺 β-羟化酶

C. 两者均可   D. 两者均否

1. 苯乙醇胺   (　　)

2. 苯丙氨酸   (　　)

A. 脑内假性神经递质增多   B. 脑内 NE 减少

C. 两者均可   D. 两者均否

3. 血浆氨基酸失衡可导致   (　　)

4. 血氨增高可导致   (　　)

A. 醛固酮灭活减弱   B. 醛固酮分泌增加

C. 两者均有   D. 两者均无

5.肝功能障碍引起的低钾血症是由于 （ ）

6.肝功能障碍引起的低钠血症是由于 （ ）

    A.消化道出血   B.利尿剂使用不当

    C.两者均可   D.两者均否

7.肝硬化患者发生肝性脑病可由于 （ ）

8.暴发性病毒性肝炎患者发生肝性脑病可由于 （ ）

    A.广泛肝细胞变性坏死   B.肝硬变

    C.两者均有   D.两者均无

9.急性肝功能衰竭的主要原因有 （ ）

10.慢性肝功能衰竭的主要原因有 （ ）

    A.可以减少肠道细菌作用下产生氨   B.可以减少氨在肠道吸收

    C.两者均有   D.两者均无

11.服用肠道抗菌素 （ ）

12.酸性溶液灌肠 （ ）

X 型题

1.氨中毒学说的依据是 （ ）

    A.80%的肝性脑病患者血氨浓度高于正常   B.许多患者脑脊液中氨浓度高于正常

    C.患者的精神状态随血氨升高而恶化   D.动物实验中高血氨可诱发昏迷

2.肝性脑病时血浆氨基酸的变化有 （ ）

    A.酪氨酸增加   B.亮氨酸、异亮氨酸增加

    C.色氨酸减少   D.苯丙氨酸增加

3.肝性脑病患者血液内生物胺含量增多的机制是 （ ）

    A.胃肠道淤血影响蛋白质的消化吸收   B.解毒功能降低

    C.生物胺直接进入体循环   D.生物胺排出障碍

4.肝功能障碍可出现哪些功能受损 （ ）

    A.物质代谢障碍   B.解毒功能障碍

    C.免疫功能障碍   D.凝血功能障碍

5.肝性脑病时血氨生成增加的机制是 （ ）

    A.上消化道出血

    B.消化道吸收和排空障碍,氨的生成增多

    C.肝硬化晚期合并肾功能衰竭而发生氮质血症

    D.鸟氨酸循环障碍

6.肝性脑病时神经递质的变化有 （ ）

    A.去甲肾上腺素、多巴胺减少   B.假性神经递质增加

    C.5-HT 增加   D.乙酰胆碱减少

7.肝性脑病诱因的作用大多通过下列哪些机制? （ ）

    A.增加氮负荷   B.增加肝细胞损害

    C.增加脑对毒性物质的敏感性   D.增加血脑屏障通透性

8. 氨增高引起中枢神经系统功能障碍是因为　　　（　　）
 A. 使脑组织 ATP 减少　　　　　　　　B. 引起神经元变性
 C. 使兴奋性神经递质减少　　　　　　D. 干扰神经细胞膜离子转运

9. 肝性脑病患者较多见的电解质和酸碱紊乱是　　　（　　）
 A. 血清钾增高　　　　　　　　　　　B. 血清钾减低
 C. 酸中毒　　　　　　　　　　　　　D. 碱中毒

10. 在肝性脑病治疗中口服乳果糖的目的是　　　（　　）
 A. 降低肠道 pH 值　　　　　　　　　B. 抑制 NH_4^+ 转变 NH_3
 C. 促进 NH_3 向肠腔内扩散　　　　　D. 主要在小肠发挥作用

11. 肝功能障碍患者易出现哪些物质代谢变化　　　（　　）
 A. 低血糖　　　　　　　　　　　　　B. 低钾血症
 C. 低白蛋白血症　　　　　　　　　　D. 低钠血症

12. 氨干扰脑能量代谢是通过　　　（　　）
 A. 减少 α-酮戊二酸　　　　　　　　　B. 减少 NADH
 C. 增强无氧酵解过程　　　　　　　　D. 消耗 ATP

13. 氨对神经细胞膜的抑制作用表现在　　　（　　）
 A. 干扰神经细胞膜上 Na^+-K^+-ATP 酶活性
 B. 减弱神经细胞膜上钙泵活性
 C. 影响钾在神经细胞内外的正常分布
 D. 抑制神经细胞钙内流

14. 肝硬化患者血氨增高的诱因有　　　（　　）
 A. 胃肠运动增强　　　　　　　　　　B. 胃肠道出血
 C. 碱中毒　　　　　　　　　　　　　D. 碳水化合物食入增多

15. 血浆氨基酸失衡学说中的芳香族氨基酸是指　　　（　　）
 A. 亮氨酸　　　　　　　　　　　　　B. 酪氨酸
 C. 蛋氨酸　　　　　　　　　　　　　D. 苯丙氨酸

16. 肝功能严重损害时血中芳香族氨基酸含量增加的机制是　　　（　　）
 A. 组织蛋白分解芳香族氨基酸增加　　B. 肝代谢芳香族氨基酸障碍
 C. 芳香族氨基酸转化为糖的能力增加　D. 与血中胰高血糖素增加有关

【答案】

A 型题
 1.C　2.C　3.C　4.E　5.E　6.C　7.B　8.E　9.C　10.A　11.B　12.B　13.D　14.B　15.C
 16.B　17.B　18.E　19.B　20.B　21.E　22.D　23.E　24.B　25.E　26.C　27.C　28.A　29.B　30.E
 31.B　32.C　33.D　34.A　35.A　36.D　37.C　38.D　39.A　40.B　41.E　42.D

B 型题
 1.B　2.C　3.A　4.E　5.A　6.C　7.D　8.C　9.E　10.C　11.D　12.C　13.A　14.C　15.A
 16.C

C 型题
 1.D　2.A　3.C　4.C　5.C　6.D　7.C　8.D　9.A　10.C　11.A　12.B

X型题

1. ABCD　2. AD　3. ABC　4. ABCD　5. ABC　6. ABCD　7. ABCD　8. ACD　9. BD　10. AB
11. ABCD　12. ABD　13. AC　14. BC　15. BD　16. ABD

二、名词解释

1. Hepatic insufficiency

【答案】　即肝功能不全。是指各种原因严重损害肝脏细胞,使其代谢、分泌、合成、解毒、免疫等功能严重障碍,机体可出现黄疸、出血、感染、肾功能障碍及肝性脑病等临床综合征。

2. False neurotransmitter

【答案】　假性神经递质,主要是指苯乙醇胺和羟苯乙醇胺。它们的化学结构和真性神经递质去甲肾上腺素和多巴胺极其相似,但生理效能却远较真性神经递质低,称之为假性神经递质。

3. Hepatic encephalopathy

【答案】　肝性脑病,是指继发于严重肝脏疾病的神经精神综合征。

4. 氨基酸失衡

【答案】　严重肝病患者,血浆中BCAA水平下降,而AAA含量增加,是肝性脑病发生的机制之一。

5. 氨中毒学说

【答案】　由于肝功能严重受损使尿素合成障碍或氨的产生过多导致血氨水平升高,增高的血氨可以透过血脑屏障进入脑组织,引起肝性脑病发生。

6. 假性神经递质学说

【答案】　由于假性神经递质(苯乙醇胺和羟苯乙醇胺等)在网状结构的神经突触部位堆积,取代真性神经递质,使神经突触部位冲动传递发生障碍,而引起中枢神经系统功能障碍。

7. Hepatic failure

【答案】　肝功能衰竭,肝功能不全的晚期阶段,由于肝脏细胞功能障碍而引起的一种临床综合征,常继发肝性脑病和肝肾综合征。

8. Hepatic coma

【答案】　肝性昏迷,肝性脑病的最后阶段,也是肝功能衰竭的最终临床表现。患者完全丧失神志,不能唤醒。

9. Hepatorenal syndrome

【答案】　肝肾综合征是指肝硬变失代偿期或急性重症肝炎时,继发于肝功能衰竭基础上的功能性肾功能衰竭,故又称肝性功能性肾衰竭。急性重症肝炎有时也可引起急性肾小管坏死,也属肝肾综合征。

三、简答题

1. 简述引起肝性脑病的影响因素。

【答题要点】　① 氨的负荷增加;② 血脑屏障的通透性增加;③ 脑组织对神经毒质的敏感性增高。

2.为什么严重肝病患者在碱中毒情况下易发生肝性脑病?

【答题要点】 当严重肝病患者并发碱中毒时:①肠道 pH 较高,肠道中 NH_3 与 H^+ 结合形成的 NH_4^+ 减少,使 NH_3 吸收增多;②肾脏 pH 较高,肾小管腔 H^+ 减少,生成 NH_4^+ 减少,而 NH_3 弥散入血增多;③血液 pH 较高,也会使血液中 NH_4^+ 减少,NH_3 增多;造成血氨增高,进入脑内引起肝性脑病。

3.简述肝功能衰竭患者血氨增高的机制。

【答题要点】 (1)尿素合成减少,氨清除不足。(2)氨的产生增多:① 肠道蛋白质在肠道内细菌作用下可产生大量氨;经尿素的肠—肝循环弥散入肠道的尿素增加,也可经细菌分解产氨增加。② 肝性脑病患者肌肉活动加剧,肌肉组织中腺苷酸分解产氨增多。③ 碱性环境或使用碳酸酐酶抑制剂时,肾脏产氨增加。

4.简述血氨升高导致肝性脑病发生的基本原理。

【答题要点】 ①脑内神经递质的改变:兴奋性神经递质(谷氨酸、乙酰胆碱)减少;抑制性神经递质(γ-氨基丁酸、谷氨酰胺)增多;②干扰脑细胞的能量代谢:主要干扰葡萄糖的生物氧化,使 ATP 生成不足或消耗过多;③对神经细胞膜有抑制作用:干扰神经细胞膜上的 Na^+-K^+-ATP 酶的活性,与 K^+ 有竞争作用,影响 Na^+、K^+ 在神经细胞膜上的正常分布,干扰神经传导活动。

5.针对肝性脑病患者,降低血氨常用治疗方法有哪些?

【答题要点】 ①口服乳果糖等可降低肠道 pH 值,减少肠道产氨和利于氨的排出。②应用谷氨酸或精氨酸降低血氨。③纠正碱中毒。④口服新霉素等抑制肠道细菌产氨。

6.简述左旋多巴治疗肝性脑病的原理。

【答题要点】 左旋多巴可以通过血脑屏障进入脑组织,进一步代谢为多巴胺和去甲肾上腺素,竞争性取代假性神经递质,而治疗昏迷。

7.为什么肝功能衰竭患者容易发生药物中毒?

【答题要点】 ① 肝功能衰竭患者肝脏代谢药物的能力受损,使药物在血中的半衰期延长,并改变药物在体内代谢过程这就增加了药物的毒性作用;② 肝病时由于侧支循环建立,使体循环中的药物不能到达肝细胞而被代谢;③ 肝硬变患者血清白蛋白减少,使血液中游离型的药物增多而利于组织利用。

8.简述肝性脑病 GABA 学说的主要内容。

【答题要点】 肝性脑病时,GABA-A 受体活化,导致神经元 Cl^- 通道开放,进而发挥突触后及突触前神经抑制作用。

9.简述肝肾综合征发生的可能机制。

【答题要点】 肝肾综合征的发生与肾血管收缩有关,可能与下列因素有关:①肾交感神经张力增高;②肾素—血管紧张素—醛固酮系统激活;③激肽系统活动异常;④内皮素释放增加;⑤内毒素血症。

四、论述题

1.试述 Kupffer 细胞功能障碍导致肠源性内毒素血症发生的机制。

【答题要点】 严重肝病时往往出现肠源性内毒素血症,其发生机制为:(1)内毒素入血增加:①严重肝病、肝硬化时,由于大量侧支循环的建立开放,可使来自肠道的内毒素绕过肝脏,不能被枯否细胞清除,这样进入体循环的内毒素增加;②门脉高压,结肠壁淤血水肿,漏入腹腔的内毒素增加;③严重肝病时,肠黏膜屏障功能受损致使内毒素吸收增加。(2)内毒素清除不足:肝内淤积的胆汁酸和结合胆红素可抑制枯否细胞功能,使内毒素清除不足。

2.试述肝脏受损引起的功能障碍。

【答题要点】 肝脏受损引起的功能障碍包括下述五方面:①代谢障碍,表现为低血糖、低蛋白血症、肝性腹水、低钾血症和低钠血症;②胆汁分泌和排泄障碍,患者出现高胆红素血症和肝内胆汁淤积;③凝血功能障碍,患者易发生出血,严重者可诱发 DIC;④生物转化功能障碍,表现为药物代谢障碍、毒物解毒障碍和激素灭活减弱;⑤免疫功能障碍,患者严重感染、菌血症,尤其易出现肠源性内毒素血症。

3.血氨升高可以通过哪几个主要环节干扰大脑的能量代谢而导致肝性脑病的发生?

【答题要点】 ①氨抑制丙酮酸脱羧酶的活性,使 NADH 和乙酰 CoA 生成减少,影响三羧酸循环的正常进行;②肝性脑病晚期由于丙酮酸脱羧酶与 α-酮戊二酸脱氢酶活性均受抑制,表现为 α-酮戊二酸水平降低,三羧酸循环不能正常进行,ATP 产生减少;③α-酮戊二酸经转氨基过程生成谷氨酸或与自由氨合成谷氨酸过程,消耗了大量 NADH,造成 ATP 产生不足;④氨与谷氨酸结合生成谷氨酰胺的过程中又消耗大量的 ATP。

4.什么是假性神经递质? 它与肝性脑病发生关系如何?

【答题要点】 当肝功能严重障碍,体内的苯乙胺与酪胺可透过血脑屏障在脑细胞内非特异性-β 羟化酶的作用下形成苯乙醇胺和羟苯乙醇胺,它们的化学结构与真性神经递质去甲肾上腺素和多巴胺极其相似,但生理效能远较真性神经递质为弱,故称为假性神经递质。当脑干网状结构中假性神经递质大量蓄积,则竞争性地取代真性神经递质而被神经末梢所摄取、储存,导致网状结构上行激动系统功能失常,传至大脑皮质的冲动受阻,而出现意识障碍甚至昏迷。

5.为什么说氨基酸失衡学说是假性神经递质学说的补充和发展?

【答题要点】 氨基酸失衡学说认为肝性脑病时体内支链氨基酸减少而芳香族氨基酸增加,支链氨基酸/芳香族氨基酸比值降低,芳香族氨基酸(其中主要是苯丙氨酸和酪氨酸)进入脑细胞增多。脑细胞苯丙氨酸和酪氨酸增多不仅抑制真性神经递质(去甲肾上腺素和多巴胺)的合成,而且还可以自身合成假性神经递质(苯乙醇胺和羟苯乙醇胺)。因此肝性脑病的发生可能是由于假性神经递质取代了真性神经递质,也可能是由于脑内真性神经递质合成受阻,或者是两者综合作用的结果,所以说血浆氨基酸失衡学说是假性神经递质学说的补充和发展。

6.请说明氨中毒学说与 GABA 学说、假性神经递质学说及氨基酸失衡学说在肝性脑病发生机制中的相互关系。

【答题要点】 氨中毒学说被认为是肝性脑病发病机制的中心环节,与其他学说之间的联系越来越密切:①脑内氨增高,诱导突触间隙 GABA 水平增高,增强 GABA-A 受体复合物与其配体的结合能力,通过 PTBR 诱导神经类固醇类物质生成增多,并变构调节 GABA-A 受体活性,从而使中枢抑制作用增强。②高血氨可引起血浆氨基酸的失衡。因为高血氨可使胰高血糖素分泌增多,进而胰岛素分泌也相应增加,促使血中芳香族氨基酸增高,胰岛素增加及氨的解毒作用促使支链氨基酸减少。③高血氨在脑内与谷氨酸结合形成谷氨酰胺,谷氨酰胺的增加可促进中性氨基酸(此时主要为 AAA)通过血脑屏障入脑。入脑的支链氨基酸通过转氨基作用参与氨的解毒过程,而芳香族氨基酸则可能参与假性神经递质的生成,因而这一过程与假性神经递质生成及氨基酸失衡均有关系。

7. 临床在治疗肝功能衰竭患者时,为什么强调降低血氨的同时要纠正氨基酸失衡?

【答题要点】　高血氨与血浆氨基酸失衡相互依赖,互为因果,共同促进肝性脑病的发生,主要通过它们的代谢、转化而密切联系在一起。给肝功能衰竭的患者注射 BCAA 溶液,将有助于控制高血氨的毒性作用。这是因为 BCAA 的分解可形成谷氨酸,后者与氨结合形成谷氨酰胺,加强了对氨的利用,而使血氨降低,所以说对于肝功能衰竭患者不仅要降低血氨水平,更要强调防治氨基酸失衡。

8. 一位患者患肝硬化已 5 年,平时状态尚可。一次进食不洁肉食后,出现高热(39℃)、频繁呕吐和腹泻,继之出现说胡话、扑翼样震颤,最后进入昏迷。试分析该患者发生肝性脑病的诱发因素。

【答题要点】　①肝硬化患者,因胃肠道淤血,消化吸收不良及蠕动障碍,细菌大量繁殖。现进食不洁肉食,可导致肠道产氨过多。②高热患者,呼吸加深加快,可导致呼吸性碱中毒;呕吐、腹泻,可造成低钾、代谢性碱中毒。碱中毒可导致肠道、肾脏吸收氨增多,而致血氨升高。③肝硬化患者常有腹水,加上呕吐、腹泻丢失大量细胞外液,易合并肝肾综合征。肾脏排泄尿素减少,大量尿素弥散至胃肠道而使肠道产氨增加。④进食不洁肉食后高热,意味着发生了感染,组织蛋白分解,导致内源性氮质血症。

(郝卯林)

第十六章 肾功能不全

一、选择题

A 型题

1. 引起肾前性急性肾功能衰竭的病理因素是　　　　　　　　　　　　　　　　（　　）
   - A. 汞中毒
   - B. 急性肾炎
   - C. 肾血栓形成
   - D. 休克
   - E. 尿路梗阻

2. 缺血性肾小管坏死的特点是　　　　　　　　　　　　　　　　　　　　　　（　　）
   - A. 局限在近曲小管
   - B. 局限在远曲小管
   - C. 局限在集合管
   - D. 散在分布于全部肾小管,基底膜破坏
   - E. 散在分布于全部肾小管,基底膜完整

3. 急性肾衰时肾素—血管紧张素系统活性增强的机制是　　　　　　　　　　　（　　）
   - A. 近曲小管对钾的重吸收减少
   - B. 远曲小管钠浓度的改变
   - C. 远曲小管钾浓度下降
   - D. 近曲小管钙浓度改变
   - E. 远曲小管氯浓度改变

4. 肾小管原尿回漏是由于　　　　　　　　　　　　　　　　　　　　　　　　（　　）
   - A. 肾小管阻塞
   - B. 原尿流速缓慢
   - C. 肾小管上皮细胞坏死脱落
   - D. 肾间质水肿
   - E. 尿量减少

5. 当全身动脉血压在哪一范围内肾血流可维持自身调节　　　　　　　　　　　（　　）
   - A. 90～170mmHg
   - B. 80～160mmHg
   - C. 70～150mmHg
   - D. 60～140mmHg
   - E. 50～130mmHg

6. 急性肾小管坏死引起的少尿期不会发生　　　　　　　　　　　　　　　　　（　　）
   - A. 高血钾症
   - B. 酸中毒
   - C. 水中毒
   - D. 尿钠含量降低
   - E. 低比重尿

7. 肾毒物作用引起急性肾功能衰竭时肾脏损害的突出表现是　　　　　　　　　（　　）
   - A. 肾血管损害
   - B. 肾间质纤维化
   - C. 肾小球病变
   - D. 肾间质水肿

E. 肾小管坏死

8. 急性肾功能衰竭最严重的并发症是　　　　　　　　　　　　　　（　　）

    A. 水中毒　　　　　　　　　　　　　　B. 代谢性酸中毒

    C. 氮质血症　　　　　　　　　　　　　D. 高钾血症

    E. 低钠血症

9. 关于急性肾功能衰竭多尿期下列哪项概念是**错误**的　　　　　　（　　）

    A. 早期肾小球滤过率仍低于正常　　　　B. 肾小管上皮细胞功能不完善

    C. 进入多尿期应立即补充 KCl　　　　　D. 进入多尿期血中 NPN 可逐渐恢复正常

    E. 多尿期可发生低钾血症

10. 引起慢性肾功能衰竭最常见的原因是　　　　　　　　　　　　　（　　）

    A. 慢性肾炎　　　　　　　　　　　　　B. 慢性肾盂肾炎

    C. 肾结核　　　　　　　　　　　　　　D. 肾小动脉硬化

    E. 尿路梗阻

11. 判断慢性肾功能衰竭程度的最佳指标是　　　　　　　　　　　　（　　）

    A. 血压高低　　　　　　　　　　　　　B. 贫血程度

    C. 血液 pH 值　　　　　　　　　　　　D. 血清 NPN

    E. 内生肌酐清除率

12. 昼夜尿比重均在 1.010 主要反映　　　　　　　　　　　　　　　（　　）

    A. 肾脏稀释功能障碍　　　　　　　　　B. 肾脏浓缩功能障碍

    C. 肾脏浓缩稀释功能障碍　　　　　　　D. 抗利尿激素分泌异常

    E. 肾小球滤过功能受损害

13. 慢性肾功能衰竭患者在快速纠正酸中毒后会发生手足搐搦是由于　（　　）

    A. 促进肠道形成磷酸钙　　　　　　　　B. 肠道黏膜损害,钙吸收减少

    C. 促进血磷浓度升高　　　　　　　　　D. 钙的解离度降低

    E. 抑制骨骼脱钙

14. 慢性肾功能衰竭晚期钙磷代谢障碍表现为　　　　　　　　　　　（　　）

    A. 血磷降低,血钙升高　　　　　　　　B. 血磷正常,血钙升高

    C. 血磷升高,血钙降低　　　　　　　　D. 血磷升高,血钙正常

    E. 血磷降低,血钙降低

15. 慢性肾功能衰竭晚期典型的化验结果是　　　　　　　　　　　　（　　）

    A. 血清钙增高,血清磷酸盐降低　　　　B. 血清钾增高,血清氯离子浓度降低

    C. 血清尿素氮减少,血清肌酐增多　　　D. 血清钾增高,血清肌酐增多

    E. 血清钠减少,血清钙增多

16. 肾功能衰竭是指　　　　　　　　　　　　　　　　　　　　　　（　　）

    A. 持续少尿或无尿的病理过程

    B. 引起氮质血症的各种疾病

    C. 尿中出现蛋白质、管型、红细胞和白细胞的病理过程

    D. 各种肾实质疾病引起的病理过程

    E. 因肾功能障碍导致代谢产物蓄积,水、电解质和酸碱平衡紊乱,以及肾内分泌功能紊乱

     的综合征

17. 引起肾后性肾功能衰竭的病因是 （　）
    A. 急性肾小球肾炎
    B. 汞中毒
    C. 急性间质性肾炎
    D. 输尿管结石
    E. 肾结核

18. 急性肾功能衰竭发生的主要机制是 （　）
    A. 肾小管阻塞
    B. 肾缺血
    C. 原尿回漏
    D. 肾细胞肿胀
    E. 肾内 DIC

19. 挤压综合征引起急性肾功能衰竭时首先出现的变化是 （　）
    A. 肾内血流分布异常
    B. 白细胞变形能力降低
    D. 肾小管阻塞
    D. 原尿回漏
    E. 肾合成前列腺素减少

20. 引起肾小管阻塞的原因不包括 （　）
    A. 肾小管上皮细胞坏死脱落
    B. 肾小球滤过率降低
    C. 蛋白凝块沉积
    D. 炎性渗出物沉积
    E. 磺胺等药物结晶沉积

21. 急性肾功能衰竭的发生机制中下列哪一项不存在 （　）
    A. 肾血管收缩
    B. 肾血流灌注压下降
    C. 肾小管阻塞
    D. 肾小管原尿返流
    E. 尿路感染

22. 下述哪项不是急性肾功能衰竭患者的主要临床表现 （　）
    A. 高钠血症
    B. 水潴留
    C. 高钾血症
    D. 氮质血症
    E. 代谢性酸中毒

23. 急性肾功能衰竭较常见的首要症状是 （　）
    A. 血尿
    B. 多尿
    C. 少尿
    D. 蛋白尿
    E. 脓尿

24. 肾性急性肾功能衰竭的临床特点中下列哪一项不存在 （　）
    A. 少尿
    B. 无尿
    C. 尿钠浓度降低
    D. 等渗尿
    E. 管型尿

25. 急性肾功能衰竭少尿期,患者最常见的电解质紊乱是 （　）
    A. 高钠血症
    B. 高钾血症
    C. 低钾血症
    D. 高钙血症
    E. 低镁血症

26. 下述哪项可以用做判定功能性肾功能衰竭或是器质性肾功能衰竭的指标 （　）
    A. 肾小球滤过率
    B. 肾小管分泌功能
    C. 尿比重
    D. 尿钾含量
    E. 氮质血症

27. 下述哪项变化在功能性肾功能衰竭时**不应**出现 （ ）
   A. 肾血流量减少
   B. 肾小管上皮细胞对水重吸收增加
   C. 肾小管上皮细胞对钠重吸收减少
   D. 血尿素氮含量增高
   E. 血钾增高

28. 下列哪项最能反映肾功能损害的程度 （ ）
   A. 尿蛋白量
   B. 尿中红细胞数
   C. 尿中白细胞数
   D. 尿中管型数
   E. 尿比重低而固定于 1.010

29. 关于尿量,下列哪项是**错误**的 （ ）
   A. 多尿:24h 尿量＞2500ml
   B. 少尿:24h 尿量＜400ml
   C. 无尿:24h 尿量＜50ml
   D. 正常人一昼夜尿量约 1000～2000ml
   E. 正常人的尿量仅为原尿量的 1%

30. 急性肾功能衰竭少尿期,患者最常见的酸碱平衡紊乱类型是 （ ）
   A. 代谢性酸中毒
   B. 代谢性碱中毒
   C. 呼吸性酸中毒
   D. 呼吸性碱中毒
   E. 呼吸性碱中毒合并代谢性碱中毒

31. 下述哪项在非少尿型急性肾功能衰竭时**不常见** （ ）
   A. 尿量在 400～1000ml/24h
   B. 低比重尿
   C. 尿钠含量减少
   D. 氮质血症
   E. 高钾血症

32. 急性肾小管坏死患者哪方面的肾功能恢复得最慢 （ ）
   A. 肾小球滤过功能
   B. 肾血流量
   C. 肾小管分泌功能
   D. 肾小管浓缩功能
   E. 集合管分泌功能

33. 慢性肾功能衰竭患者较早出现的症状是 （ ）
   A. 少尿
   B. 夜尿
   C. 高钾血症
   D. 尿毒症
   E. 肾性骨营养不良

34. 各种慢性肾脏疾病引起慢性肾功能衰竭的共同发病环节是 （ ）
   A. 肾缺血
   B. 肾血管梗死
   C. 肾单位广泛破坏
   D. 肾小管阻塞
   E. GFR 减少

35. 判定无尿的标准是尿量低于 （ ）
   A. 1500ml/24h
   B. 1000ml/24h
   C. 800ml/24h
   D. 400ml/24h
   E. 100ml/24h

36. 慢性肾功能衰竭可导致 （ ）
   A. 高钙血症
   B. 低磷血症
   C. 甲状旁腺功能减退
   D. 骨质脱钙
   E. 骨质钙化

37. 慢性肾功能衰竭时导致甲状旁腺机能亢进的主要刺激是 （　）
    A. 低血磷   B. 低血钙
    C. 低血钾   D. 低血镁
    E. 低血钠

38. 慢性肾功能衰竭患者易发生出血的主要原因是 （　）
    A. 毛细血管壁通透性增加   B. 血小板功能异常
    C. 血小板数量减少   D. 凝血物质消耗增多
    E. 纤溶系统功能亢进

39. 尿毒症时最早的症状是 （　）
    A. 消化道症状   B. 尿毒症脑病
    C. 尿毒症肺炎   D. 皮肤瘙痒
    E. 心律失常

40. 尿毒症患者出现的深大呼吸，是下列哪种酸碱平衡失调的代偿形式 （　）
    A. 代谢性酸中毒   B. 呼吸性酸中毒
    C. 代谢性碱中毒   D. 呼吸性碱中毒
    E. 呼吸性碱中毒伴代谢性酸中毒

B 型题

    A. 肾前性肾功能衰竭   B. 肾性肾功能衰竭
    C. 肾后性肾功能衰竭   D. 慢性肾功能衰竭
    E. 尿崩症

1. 输尿管结石可引起 （　）
2. 失血性休克早期可引起 （　）
3. 大量使用磺胺类药物可引起 （　）
4. 失血性休克晚期可引起 （　）

    A. 高钠血症   B. 高钾血症
    C. 低钾血症   D. 高钙血症
    E. 低镁血症

5. 急性肾功能衰竭少尿期易发生 （　）
6. 急性肾功能衰竭多尿期晚期易发生 （　）

    A. 尿钠减少,尿比重升高   B. 尿钠减少,尿比重降低
    C. 尿钠增多,尿比重升高   D. 尿钠增多,尿比重降低
    E. 尿钠正常,尿比重降低

7. 功能性急性肾功能衰竭时少尿期可出现 （　）
8. 急性肾小管坏死时可出现 （　）
9. 慢性肾功能衰竭时可出现 （　）
10. 非少尿型急性肾功能衰竭时可出现 （　）

C 型题

    A. 高钾血症   B. 低钾血症

C. 两者均有　　　　　　　　　　　D. 两者均无

1. 急性肾功能衰竭少尿期可发生　　　　　　　　　　　（　　）

2. 急性肾功能衰竭多尿期可发生　　　　　　　　　　　（　　）

3. 慢性肾功能衰竭可发生　　　　　　　　　　　（　　）

　　A. 肾缺血　　　　　　　　　　　B. 肾中毒

　　C. 两者均有　　　　　　　　　　D. 两者均无

4. 失血性休克可致　　　　　　　　　　　　　　　　（　　）

5. 挤压综合征可致　　　　　　　　　　　　　　　　（　　）

6. 汞中毒可致　　　　　　　　　　　　　　　　　　（　　）

　　A. 少尿　　　　　　　　　　　　B. 夜尿

　　C. 两者均有　　　　　　　　　　D. 两者均无

7. 急性肾功能衰竭较常见的主要症状　　　　　　　　　（　　）

8. 慢性肾功能衰竭较早出现的症状　　　　　　　　　　（　　）

X 型题

1. 肾脏分泌的生理活性物质有　　　　　　　　　　　（　　）

　　A. 肾素　　　　　　　　　　　　B. 前列腺素

　　C. 1,25-$(OH)_2 D_3$　　　　　　　D. EPO

2. 急性肾功能衰竭多尿期可能发生　　　　　　　　　（　　）

　　A. 脱水　　　　　　　　　　　　B. 高钾血症

　　C. 低钾血症　　　　　　　　　　D. 氮质血症

3. 非少尿型急性肾衰的特点是　　　　　　　　　　　（　　）

　　A. 尿量接近正常　　　　　　　　B. 经常发生高钾血症

　　C. 血浆非蛋白氮增高　　　　　　D. 预后不好

4. 肾血流灌注压降低与下列何种因素有关　　　　　　（　　）

　　A. 全身血压降低　　　　　　　　B. 肾小球囊内压升高

　　C. 出球小动脉收缩　　　　　　　D. 入球小动脉收缩

5. 肾小球损伤导致蛋白尿的发生机制是　　　　　　　（　　）

　　A. 毛细血管球内血栓形成　　　　B. 正常滤过膜通透屏障破坏

　　C. 滤过膜的电荷屏障破坏　　　　D. 肾小管重吸收功能损害

6. 为区别功能性肾功能衰竭和器质性肾功能衰竭应注意尿中哪一项变化　（　　）

　　A. 尿肌酐　　　　　　　　　　　B. 尿渗透压

　　C. 尿钠　　　　　　　　　　　　D. 尿比重

7. 功能性急性肾功能衰竭患者尿的特点是　　　　　　（　　）

　　A. 尿量显著减少　　　　　　　　B. 尿比重增高

　　C. 尿钠含量降低　　　　　　　　D. 尿沉渣中可见大量上皮管型、红细胞等

8. 能引起慢性肾功能衰竭的肾疾患有　　　　　　　　（　　）

　　A. 慢性肾盂肾炎　　　　　　　　B. 肾结核

　　C. 慢性肾小球肾炎　　　　　　　D. 红斑狼疮性肾炎

9. 慢性肾功能衰竭发生低钠血症的机制是 （　　）

    A. 近曲小管、远曲小管重吸收障碍　　　　B. 高钾血症

    C. 渗透性利尿　　　　D. 甲基胍蓄积抑制肾小管对钠的吸收

10. 肾性高血压的发病机制是 （　　）

    A. 钠水潴留　　　　B. 血浆肾素浓度增加

    C. 肾脏降压物质减少　　　　D. 酸中毒

11. 慢性肾衰时发生低钙血症的机制是 （　　）

    A. $1,25-(OH)_2D_3$ 减少　　　　B. 血磷升高妨碍肠道吸收钙

    C. 毒性物质使胃肠黏膜受损　　　　D. 肾脏排钙增多

12. 肾性骨质营养不良的产生原因是 （　　）

    A. 高磷血症　　　　B. 酸中毒

    C. $1,25-(OH)_2D_3$ 不足　　　　D. 氮质血症

13. 慢性肾功能衰竭患者发生贫血的原因是 （　　）

    A. 促红素生成减少　　　　B. 甲基胍毒性作用

    C. 铁供应不足　　　　D. 红细胞破坏速度加快

14. 慢性肾功能衰竭患者的代谢性酸中毒主要由于 （　　）

    A. 酸性代谢产物的潴留　　　　B. 肾小管合成氨的能力增强

    C. 肾脏排 H^+ 和 NH_3 的能力减退　　　　D. 因呕吐丢失大量碱性物质

15. 尿毒症的临床表现有 （　　）

    A. 尿毒症性脑病　　　　B. 周围神经病变

    C. 充血性心力衰竭　　　　D. 纤维素性心包炎

【答案】

A 型题

  1. D　2. D　3. B　4. C　5. B　6. D　7. E　8. D　9. C　10. A　11. E　12. C　13. D　14. C　15. D
16. E　17. D　18. B　19. D　20. B　21. E　22. A　23. C　24. C　25. B　26. C　27. C　28. E　29. C　30. A
  31. E　32. D　33. B　34. C　35. E　36. D　37. B　38. D　39. A　40. A

B 型题

  1. C　2. A　3. B　4. B　5. B　6. C　7. A　8. D　9. D　10. B

C 型题

  1. A　2. C　3. C　4. A　5. C　6. B　7. A　8. B

X 型题

  1. ABCD　2. ABCD　3. AC　4. AD　5. BC　6. ABCD　7. ABC　8. ABCD　9. ACD　10. ABC
11. ABC　12. ABC　13. ABCD　14. AC　15. ABCD

二、名词解释

1. ARF

【答案】　各种原因在短时间内(通常数小时至数天)引起肾脏泌尿功能急剧障碍(往往为可逆性降低)，以致机体内环境出现严重紊乱的病理过程，临床表现为水中毒、氮质血症、高钾血症和代谢性酸中毒。

2. 肾前性急性肾功能衰竭

【答案】　由肾外原因所引起的有效循环血量减少和肾血管强烈收缩,使肾血液灌流量和 GFR 显著下降,出现尿量减少和氮质血症等。早期由于肾小管功能尚属正常,肾脏并未发生器质性病变,故又称为功能性急性肾功能衰竭。

3. 肾后性急性肾功能衰竭

【答案】　由于下泌尿道(从肾盂到尿道口)的阻塞而引起的 ARF。

4. CRF

【答案】　由于各种慢性肾脏疾病使肾单位进行性地破坏,以致残存的有功能肾单位不足排出代谢废物和维持内环境稳定,进而发生泌尿功能障碍和内环境紊乱,包括代谢废物和毒性物质的滞留,水、电解质和酸碱平衡紊乱,并伴有一系列临床症状的病理过程。

5. 非少尿型急性肾衰

【答案】　非少尿型 ARF 患者 GFR 下降的程度和肾小管损害程度均较少尿型轻,但肾脏排泄功能障碍。临床表现较轻,主要特点:尿量不减少,可在 $400\sim1000ml/d$;尿比重低而固定,尿钠含量也低;有氮质血症。

6. azotemia

【答案】　是指血中尿素、肌酐、尿酸等非蛋白氮(NPN)含量显著升高,其发生主要是由于肾脏排泄功能障碍和体内蛋白质分解增加所致。

7. ATN

【答案】　由于缺血性、中毒性因素等引起的,以肾小管细胞坏死为主的一种病理过程。主要有两种形式:小管破裂性损伤和肾毒性损伤。

8. 原尿回漏

【答案】　在持续肾缺血和肾毒物作用下,肾小管上皮细胞变性、坏死、脱落,原尿即可经受损的肾小管壁处返漏入周围肾间质,称原尿回漏。

9. 少尿

【答案】　成人尿量少于 $400ml/24h$。

10. 等渗尿

【答案】　是指由于肾小管浓缩和稀释功能丧失,终尿的渗透压接近血浆渗透压,尿比重固定在 $1.008\sim1.012$(平均值为 1.010),尿渗透压在 $266\sim300mmol/L$。

11. 肾素依赖性高血压

【答案】　在某些肾脏疾病患者,由于肾相对缺血,激活了肾素—血管紧张素系统而引起的肾性高血压。

12. renal osteodystrophy

【答案】　是慢性肾功能不全所伴随的一种代谢性骨病,又称肾性骨病。包括儿童的肾性佝偻病和成人的骨质软化、纤维性骨炎、骨质疏松等。其发病主要与 CRF 时高磷、低钙、PTH 分泌增多、$1,25\text{-}(OH)_2D_3$ 形成减少以及酸中毒等因素有关。

13. trade-off hypothesis

【答案】　是指慢性肾功能衰竭时机体产生的某种代偿机制,在发挥维持某种溶质平衡的适应性反应的同时,对其他系统产生不良影响,导致机体内环境紊乱。

14. uremia

【答案】　急性和慢性肾功能衰竭发展到最严重阶段,代谢产物和内源性毒物大量潴留,水、电解质及某些内分泌功能失调,从而引起一系列自体中毒症状。

15. 尿毒症性脑病

【答案】 尿毒症时由于代谢产物和毒性物质在体内大量蓄积而引起的中枢神经系统功能紊乱,表现为头痛、头昏、烦躁不安、理解力和记忆力减退,严重时可出现精神抑郁、嗜睡甚至昏迷。

三、简答题

1. 简述急性肾衰的病因与类型。

【答题要点】 导致急性肾功能衰竭的病因可归纳为肾前、肾性和肾后因素三类。

根据病因可将急性肾功能不全分为肾前性、肾性和肾后性三类;根据临床表现可将急性肾功能不全分为少尿型和非少尿型两类。

2. 少尿型急性功能性肾衰的发展过程。

【答题要点】 少尿型急性功能性肾衰的发展过程可分为:少尿期、多尿期和恢复期3个阶段。

3. 简述急性肾小管坏死在少尿期有哪些主要机能代谢变化。

【答题要点】 ①尿变化:可出现少尿或无尿、低比重尿、高钠尿、血尿、蛋白尿、管型尿;②水中毒;③高钾血症;④代谢性酸中毒;⑤氮质血症。

4. 急性肾功能不全少尿期最危险的并发症是什么? 简述其发生机制。

【答题要点】 急性肾功能衰竭少尿期最危险的并发症为:高钾血症。

高钾血症发生机制:①尿量减少,钾排除减少;②组织损伤和分解代谢增强,细胞内钾释放于细胞外液增多;③酸中毒,H^+-K^+交换增多;④低钠血症,使远曲小管的钾钠交换减少;⑤输入库存血或食用含钾高的食物和药物。

5. 简述急性肾衰少尿发生的关键及其影响因素。

【答题要点】 急性肾功能不全少尿发生机制的关键是肾小球滤过率降低。

导致肾小球滤过率降低的因素主要有:①肾缺血引起肾血流减少;②肾毒物或缺血等导致急性肾小管坏死,由于脱落的上皮细胞、肌红蛋白、血红蛋白等物质堵塞肾小管造成囊内压增高;③原尿经受损的肾小管壁返流到肾间质,间质水肿压迫肾小管,加重堵塞;间质水肿压迫毛细血管使血流更少,加重肾损害,造成恶性循环。

6. 少尿型急性肾小管坏死多尿的形成机制。

【答题要点】 ARF多尿的机制:①肾血流量和肾小球滤过功能的恢复;②新生肾小管上皮细胞功能不成熟,钠水重吸收功能低下;③肾间质水肿消退,肾小管内管型被冲走,阻塞解除;④尿素等代谢产物增加了原尿的渗透压,产生渗透性利尿。

7. 简述CRF多尿的形成机制。

【答题要点】 慢性肾衰发生多尿的机制:①原尿流速快;②渗透性利尿;③尿浓缩功能降低。

8. 肾性高血压发生的机制。

【答题要点】 肾性高血压发生机制:①钠水潴留;②肾素分泌增多;③肾脏降压物质生成减少。

9.试述肾性贫血发生的机制。

【答题要点】　肾性贫血发生机制:①肾 EPO 生成减少;②体内蓄积毒物(如甲基胍)抑制骨髓造血;③毒物破坏红细胞;④毒物抑制血小板功能所致的出血;⑤肾毒物损伤肠,抑制肠吸收铁、蛋白等造血原料。

10.简述 CRF 功能代谢变化。

【答题要点】　CRF 功能代谢变化:①尿的变化:早期出现多尿、夜尿、等渗尿、管性尿、红细胞尿等,晚期少尿;②氮质血症;③水电、酸碱代谢紊乱;④肾性高血压;⑤肾性骨营养不良;⑥出血;⑦肾性贫血。

四、论述题

1.为什么临床上对急性功能性肾功能衰竭和急性器质性肾功能衰竭需加以鉴别,两者如何鉴别?

【答题要点】　急性功能性和器质性肾功能衰竭,两者的临床表现均有少尿和无尿、高钾血症、氮质血症和代谢性酸中毒。但治疗方法截然相反,前者必须充分补液,而后者应严格限制液体入量,故需加以鉴别。

	功能性肾衰	器质性肾衰
尿沉渣镜检	轻微	显著,褐色颗粒管型、红白细胞及变形上皮细胞
尿蛋白	阴性或微量	+～++++
尿钠(mEq/L)	<20	>30(40)
尿渗透压(mOsm/kg)	>400(高)	<350(低)
尿比重	>1.020(高)	<1.015(低)
尿/血肌酐比值	>40:1(高)	<10:1(低)
甘露醇利尿效应	佳	差

2.试述肾缺血时引起肾脏入球小动脉收缩的机制。

【答题要点】　(1)交感—肾上腺髓质系统兴奋,体内儿茶酚胺增加,肾血管收缩,尤以肾皮质入球动脉收缩明显。(2)肾素—血管紧张素—醛固酮系统(RAS)激活。肾缺血或肾毒物损伤近曲小管和髓袢,使其重吸收 Na^+ 和 Cl^- 减少,原尿中钠含量增多,刺激远曲小管起始部致密斑,通过管球反馈引起 RAS 的激活。(3)激肽和前列腺素合成减少。(4)内皮素合成增加。

3.试述慢性肾功能衰竭时泌尿功能的改变。

【答题要点】　(1)尿量的变化:①早期:多尿、夜尿。机制:残存肾单位代偿,渗透性利尿;原尿流速快;尿浓缩功能降低。②晚期:少尿。机制:残存肾单位太少,肾小球滤过率极度减少。(2)尿比重变化:①低渗尿。机制:早期浓缩功能下降,稀释功能正常。②等渗尿。机制:随着病情发展,浓缩与稀释功能均丧失。(3)尿成分的变化:①蛋白尿。机制:肾小球滤过屏障通透性增加或肾小管上皮细胞受损。②血尿和脓尿。机制:肾小球基膜局灶性溶解破坏。

4.试比较急性与慢性肾功能衰竭时钾代谢的特点。

【答题要点】 ①急性肾功能衰竭少尿期因肾排钾减少、细胞内钾释出过多、细胞内钾外移和摄入钾过多常有高钾血症。急性肾功能衰竭多尿期早期,因肾小球滤过率未恢复正常,高钾血症可短期存在;多尿期晚期,尿钾排出增多可引起低钾血症。②慢性肾功能衰竭时,因健存肾单位的肾小管可以代偿性增加钾的分泌,因此部分患者可出现血钾过低,当肾小球滤过率严重降低而发生少尿时,可引起高钾血症。此外,在摄钾过多、合并感染和代谢性酸中毒等情况下,易促成高钾血症,说明慢性肾功能衰竭时,肾对钾的调节能力降低。

5.肾衰时继发性甲状旁腺功能亢进是如何产生的?其后果如何?

【答题要点】 血钙降低继发性引起甲状旁腺功能亢进。血钙降低原因:①GFR 降低,肾脏排磷减少,血磷升高;②肾 1,25-$(OH)_2VD_3$ 生成不足,肠吸收钙障碍;③血磷升高,肠道内磷酸根与钙结合成磷酸钙,妨碍钙吸收;④肾毒物损伤肠道,钙吸收障碍。

甲状旁腺功能亢进引起 PTH 分泌增多,对机体的影响:①利:PTH 可抑制健存肾单位对磷的重吸收,使肾排磷增加,血磷可恢复正常。②弊:PTH 分泌增多又加强了溶骨过程,使血磷进一步升高;PTH 分泌增多,增加了骨质脱钙,从而引起肾性骨营养不良。

(王方岩)

第十七章　脑功能不全

一、选择题

A 型题

1. 下列哪项说法**欠妥**　　　　　　　　　　　　　　　　（　　）
   - A. 脑功能障碍与病变部位密切相关
   - B. 认知功能障碍的发生是衰老过程中不可避免的
   - C. 退行性变性是一种与凋亡、坏死不同的病理过程
   - D. 成熟神经元不具备再生能力
   - E. 相同的病变发生在脑不同部位可引起不同的后果

2. 痴呆被认为是　　　　　　　　　　　　　　　　　　　（　　）
   - A. 意识障碍的严重表现形式
   - B. 意识障碍的轻度表现形式
   - C. 认知障碍的严重表现形式
   - D. 认知障碍的轻度表现形式
   - E. 急性脑损伤的表现形式

3. 失认患者可通过哪种形式认识熟悉的物体　　　　　　　　（　　）
   - A. 视觉
   - B. 听觉
   - C. 感觉
   - D. 触觉
   - E. 智能判断

4. 下列哪项**不是**认知障碍　　　　　　　　　　　　　　（　　）
   - A. 学习记忆障碍
   - B. 语言交流障碍
   - C. 伸舌运动障碍
   - D. 听觉障碍
   - E. 情绪异常

5. 关于失用，下列哪项叙述是正确的　　　　　　　　　　　（　　）
   - A. 左侧顶叶上回病变产生单侧失用症
   - B. 左侧顶叶缘上回病变可产生双侧失用症
   - C. 左侧缘上回病变可引起左侧肢体失用
   - D. 右侧皮质下白质受损可引起右侧肢体失用
   - E. 胼胝体前部受损，可引起右侧肢体失用

6. 以下判断正确的是　　　　　　　　　　　　　　　　　（　　）
   - A. 额叶皮质受损会引起感觉性失读症
   - B. 顶叶皮质与感觉信息的高级加工和整合密切相关，该区受损导致同侧感觉障碍

  C. 空间记忆障碍提示海马区受损

  D. 枕叶损伤引起失写症

  E. 颞叶受损导致视野受损

7. 下列与认知障碍发生相关的神经肽是   ( )

  A. 谷氨酸   B. 多巴胺

  C. 神经生长因子   D. 神经营养因子

  E. 促甲状腺素释放激素

8. 经典神经递质与神经肽的区别在于   ( )

  A. 两者分布部位不同   B. 经典神经递质的分子量较神经肽大

  C. 神经肽由无活性前体蛋白加工而成   D. 脑内神经肽较神经递质含量丰富

  E. 神经递质的调节相对较慢

9. 下列关于钙超载对神经细胞的理解**错误**的是   ( )

  A. 细胞内钙超载可加速神经细胞的死亡   B. 钙超载干扰脑组织能量代谢

  C. 钙超载加重脑组织缺血缺氧   D. 钙超载可促使氧自由基产生

  E. 钙超载降低脑内谷氨酸水平,对中枢神经系统产生抑制作用

10. 下列关于兴奋性毒性的描述正确的是   ( )

  A. 由于抑制性神经递质释放减少所致   B. 主要造成急性损伤

  C. 其特征是 Ca^{2+} 内流、Cl^- 外流   D. 主要损伤胶质细胞

  E. 与 AMPA 受体、KA 受体、NMDA 受体过度激活有关

11. 引起脑神经细胞退行性变的重要因素是   ( )

  A. 脑组织缺血缺氧   B. 脑组织酸中毒

  C. 脑组织蛋白质异常聚集   D. 脑组织蛋白质合成减少

  E. 脑组织能量储备减少

12. 神经系统下列哪一部位与意识内容相关   ( )

  A. 大脑皮质   B. 脑干网状结构

  C. 丘脑   D. 脑桥

  E. 脊髓

13. 脑细胞缺血导致认知障碍的发病机制**不包括**   ( )

  A. 抑制性毒性   B. 神经细胞内钙超载

  C. 炎症因子损害   D. 自由基损伤

  E. 神经细胞 Na^+-K^+ 泵功能损伤引起细胞水肿

14. 患者黑质多巴胺能神经元减少可导致   ( )

  A. Alzheimers disease（AD）   B. Parkinson disease（PD）

  C. Huntington disease（HD）   D. Creutzfeldt Jokob disease（CTD）

  E. hysteria

15. 阿尔茨海默病的记忆障碍主要与下列哪项物质异常有关   ( )

  A. 乙酰胆碱   B. 多巴胺

  C. 谷氨酸   D. 去甲肾上腺素

  E. 神经生长因子

16. 关于意识障碍的脑结构基础是维持清晰**欠妥**　　　　　　　　　　（　　）

    A. 大脑皮质适宜的兴奋状态是维持清晰意识的基础

    B. 大脑皮质的代谢状态及脑干网状结构上行激动系统决定了大脑皮质的兴奋性

    C. 大脑皮质是完整意识的高级中枢,但并非只有大脑皮质受损时才会引起意识障碍

    D. 丘脑主要参与维持大脑皮质觉醒状态,故此区受损只引起觉醒障碍并不会导致意识内容的异常

    E. 网状结构的上行激动系统与上行抑制系统及其与到脑皮质的相互联系决定意识水平

17. 属于兴奋性氨基酸的是　　　　　　　　　　　　　　　　　　　　（　　）

    A. GABA　　　　　　　　　　　　B. 甘氨酸

    C. 蛋氨酸　　　　　　　　　　　　D. 谷氨酸

    E. 丝氨酸

18. 急性脑功能不全的主要表现形式　　　　　　　　　　　　　　　　（　　）

    A. 学习记忆障碍　　　　　　　　　　B. 失语

    C. 痴呆　　　　　　　　　　　　　　D. 认知障碍

    E. 意识障碍

19. 下述哪项因素一般**不会**引起意识障碍　　　　　　　　　　　　（　　）

    A. 弥漫性颅内感染　　　　　　　　　B. 精神异常

    C. 广泛性脑外伤　　　　　　　　　　D. 药物中毒

    E. 休克Ⅰ期

20. 颅内占位性损伤引起意识障碍的主要机制是　　　　　　　　　　　（　　）

    A. 影响大脑血液供应　　　　　　　　B. 颅内高压

    C. 脑干网状结构受压　　　　　　　　D. 脑组织能量代谢异常

    E. 患者精神心理异常

B 型题

    A. 意识障碍　　　　　　　　　　　　B. 认知障碍

    C. 意识障碍和(或)认知障碍　　　　　D. 脑老化

    E. 认知障碍和脑老化

1. 急性颅内压增高主要引起　　　　　　　　　　　　　　　　　　　（　　）

2. 有明显大脑萎缩的患者主要引起　　　　　　　　　　　　　　　　（　　）

3. 处于淤血性缺氧期的休克患者可出现　　　　　　　　　　　　　　（　　）

4. 帕金森病患者可出现

    A. Huntington 蛋白在神经细胞突触聚集

    B. 路易小体的形成

    C. 神经元细胞内神经元纤维缠结和神经元细胞 Aβ 沉积

    D. 神经元细胞外神经元纤维缠结和神经元细胞 Aβ 沉积

    E. 细胞内 PrP^{sc} 复制和聚集

5. 帕金森病特征性病理变化为　　　　　　　　　　　　　　　　　　（　　）

6. AD 特征性病理变化为　　　　　　　　　　　　　　　　　　　　（　　）

7. Huntington 病特征性病理变化是　　　　　　　　　　　　　　　（　　）

8.与疯牛病的发病机制密切相关的是 （ ）

C 型题

　　A.大脑皮质部　　　　　　　　　　　　　B.脑干网状结构
　　C.两者均有　　　　　　　　　　　　　　D.两者均无
1.认知的结构基础包括 （ ）
2.意识的结构基础包括 （ ）
　　A.甘氨酸　　　　　　　　　　　　　　　B.乙酰胆碱
　　C.两者均有　　　　　　　　　　　　　　D.两者均无
3.属于兴奋性神经递质的是 （ ）
4.属于抑制性神经递质的是 （ ）
　　A.精神错乱　　　　　　　　　　　　　　B.痴呆
　　C.两者均有　　　　　　　　　　　　　　D.两者均无
5.属于认知障碍的表现形式 （ ）
6.属于意识障碍的表现形式 （ ）
　　A.神经递质异常　　　　　　　　　　　　B.能量代谢异常
　　C.两者均有　　　　　　　　　　　　　　D.两者均无
7.慢性脑缺血性损伤可导致 （ ）
8.急性脑中毒可引导致 （ ）

X 型题

1.脑部疾病导致记忆障碍的机制包括 （ ）
　　A.脑组织中调节分子含量异常改变　　　　B.脑组织中蛋白质异常聚集
　　C.黑质多巴胺能神经元的损伤　　　　　　D.脑细胞慢性缺血性损伤
　　E.急性脑干神经元损伤
2.认知障碍的病因包括 （ ）
　　A.慢性脑疾病　　　　　　　　　　　　　B.精神心理异常
　　C.慢性全身性疾病　　　　　　　　　　　D.环境、代谢毒素损害
　　E.轻度颅脑外伤
3.慢性脑缺血可引起 （ ）
　　A.神经细胞内钙超载
　　B.谷氨酸在突触间隙大量释放引起兴奋性毒性
　　C.小胶质细胞激活持续释放炎症介质
　　D.星型胶质细胞激活持续释放营养因子
　　E.神经细胞大量坏死
4.下列有关防治认知障碍的方法正确的是 （ ）
　　A.使用脑循环改善剂　　　　　　　　　　B.使用能量代谢激活剂
　　C.使用钙拮抗剂　　　　　　　　　　　　D.使用非甾体抗炎剂
　　E.使用自由基清除剂

5. 认知障碍的发病机制包括 （　）

　　A. 氧自由基损伤　　　　　　　　　　B. 兴奋性毒性

　　C. 神经递质异常　　　　　　　　　　D. 神经细胞膜损伤

　　E. 脑干网状系统的损伤

6. 急性脑缺氧时自由基大量生成的机制包括 （　）

　　A. 细胞色素系统激活　　　　　　　　B. 黄嘌呤氧化酶系统激活

　　C. 吞噬细胞呼吸爆发　　　　　　　　D. 增多的 NO 与 O_2 反应

　　E. 儿茶酚胺发生氧化反应

7. 神经肽和神经递质的区别 （　）

　　A. 神经肽分子质量小,而神经递质分子质量大

　　B. 神经肽释放后酶解失活,而神经递质可重吸收反复利用

　　C. 神经肽调节缓慢持久,而神经递质调节快速精确

　　D. 神经肽分布于神经组织,而神经递质仅分布于突触间隙

8. 维持大脑皮质觉醒状态的部位是 （　）

　　A. 大脑皮质　　　　　　　　　　　　B. 脑干网状结构

　　C. 丘脑　　　　　　　　　　　　　　D. 脑桥

　　E. 脊髓

9. 有关意识障碍的说法正确的是 （　）

　　A. 觉醒状态和意识内容的异常可同时出现也可分开出现

　　B. 昏迷是意识障碍最严重的表现

　　C. 中枢神经系统始终处于抑制状态

　　D. 意识障碍、认知障碍可同时出现

　　E. 意识障碍不涉及大脑皮质

10. 意识障碍常见的病因有 （　）

　　A. 急性脑炎　　　　　　　　　　　　B. 慢性脑性缺血

　　C. 脑组织慢病毒感染　　　　　　　　D. 肝性脑病

　　E. 颅内血肿

【答案】

A 型题

　　1. B　2. C　3. D　4. D　5. B　6. C　7. E　8. C　9. E　10. E　11. C　12. A　13. A　14. B　15. A　16. D　17. D　18. E　19. E　20. C

B 型题

　　1. A　2. B　3. C　4. E　5. B　6. C　7. A　8. E

X 型题

　　1. ABD　2. ABCD　3. ABCD　4. ABCDE　5. ABCD　6. ABDE　7. BCD　8. BC　9. ABD　10. ADE

二、名词解释

1. Cognitive disorder

【答案】 指与学习记忆以及思维判断有关的大脑高级智能加工过程出现异常,从而引起严重学习、记忆障碍,同时伴有失语、失用、失认或失行等改变的病理过程。

2. 兴奋性毒性

【答案】 指脑缺血缺氧造成的能量代谢障碍直接抑制细胞膜上的 Na^+-K^+-ATP 酶活性,使胞外 K^+ 浓度显著增高,神经元去极化,兴奋性氨基酸在突触间隙大量释放,因而过度激活兴奋性氨基酸受体,使突触后神经元过度兴奋并最终死亡的病理过程。

3. Dementia

【答案】 是认知障碍的最严重的表现形式,是慢性脑功能不全产生的获得性和持续性智能障碍综合征。

4. Coma

【答案】 指觉醒状态、意识内容、随意运动持续(至少 6h)和完全丧失的极严重意识障碍,可出现病理反射和简单的防御性肢体运动。

5. 意识障碍

【答案】 指不能正确认识自身状态和(或)客观环境,不能对环境刺激做出反映的一种病理过程,其病理学基础是大脑皮质、丘脑和脑干网状系统的功能异常。意识障碍通常同时包含有觉醒状态和意识内容两者的异常,常常是急性脑功能不全的主要表现形式。

三、简答题

1. 简述脑疾病表现特征的特殊规律。

【答题要点】 脑疾病表现特征的特殊规律:① 病变定位和功能障碍之间关系密切;②相同的病变发生在不同的部位,可出现不同的后果;③成熟神经元无再生能力;④病程缓急常引起不同后果:急性脑功能不全常导致意识障碍,而慢性脑功能不全则是认知功能的损伤。

2. 简述认知障碍的主要表现形式。

【答题要点】 认知障碍的表现形式多种多样,可单独存在,也可相伴出现,主要包括学习、记忆障碍、失语、失认、失用、痴呆以及其他精神、神经活动的改变。

3. 简述意识障碍的主要表现形式。

【答题要点】 意识包括觉醒状态和意识内容,因此,意识障碍可有以觉醒状态异常为主的表现,亦可有以意识内容异常为主的表现,但更多的两者兼而有之。主要包括:谵妄、精神错乱、昏睡、昏迷等。

4. 意识障碍的结构基础。

【答题要点】 意识障碍的结构基础:①脑干网状结构功能异常,包括网状结构上行激动系统与上行抑制系统之间动态失衡或两者与大脑皮质的相互联系异常;②丘脑功能异常,丘脑核团分为特异性和非特异性丘脑核,特异性丘脑核传递特异性感觉信息,非特异性丘脑核参与维持大脑皮层觉醒状态,丘脑被破坏时,可使机体处于昏睡状态;③大脑皮质功能障碍,清晰的意识需要大脑皮层处于适当的兴奋状态,大脑皮层功能低下可导致意识障碍,重者发生昏迷。

5.简述意识障碍对机体的主要危害。

【答题要点】　①呼吸功能障碍:主要由于呼吸中枢受损及合并的肺部感染造成肺通气和肺换气功能障碍所致;②电解质、酸碱平衡紊乱:意识障碍患者常有渗透压调节中枢、口渴中枢受损,多器官功能障碍;③循环功能障碍:引起意识障碍的许多原发病因可导致脑灌流不足外,此外,脑水肿、颅内压升高、血管活性因子失常等常引起继发性脑灌流不足,导致脑功能的进一步损害,加重意识障碍;④其他:继发于昏迷的功能代谢障碍,如体温调节障碍导致患者出现过热或体温过低;丘脑下部和脑干受压可引起上消化道的糜烂、出血,出现应激性溃疡;昏迷患者由于脑的病变或中毒、代谢异常等因素出现抽搐。

四、论述题

1.试述神经细胞内钙超载导致细胞死亡的机制。

【答题要点】　神经细胞 Ca^{2+} 超载可通过下述机制导致细胞死亡:①Ca^{2+} 超载时,大量 Ca^{2+} 沉积于线粒体,干扰氧化磷酸化,使能量产生障碍;②激活细胞内 Ca^{2+} 依赖性酶类,其中 Ca^{2+} 依赖的中性蛋白水解酶过度激活可使神经细胞骨架破坏;③激活磷脂酶 A 和磷脂酶 C,使膜磷脂降解,产生大量游离脂肪酸,特别是花生四烯酸,后者在代谢过程中产生血栓素、白三烯,一方面通过生成大量自由基加重细胞损害;另一方面可激活血小板,促进微血栓形成,在缺血区增加梗死范围,加重脑损害;④脑缺血时,脑血管平滑肌、内皮细胞均有明显 Ca^{2+} 超载,前者可致血管收缩、痉挛,血管阻力增加,延迟再灌流,使缺血半暗带内侧支循环不能形成,从而脑梗死灶扩大,后者可致内皮细胞收缩,内皮间隙扩大,血脑屏障通透性增高,产生血管源性脑水肿。

2.试述脑组织中蛋白质异常聚集的机制。

【答题要点】　①基因异常:例如,在 PD 患者有 α-synuclein,parkin 和 park3 基因突变等,AD 患者,APP、PS 基因突变和 ApoE 基因多态性可导致 APP 异常降解,产生大量 β 淀粉样多肽(Aβ),过量产生的 Aβ 不断在神经细胞间聚集形成老年斑;②蛋白质合成后的异常修饰:蛋白质的异常修饰导致其结构异常、功能降低或丧失。如在 AD 患者存在 tau 蛋白异常糖基化、异常糖化和异常泛素化,而 tau 蛋白被异常磷酸化可能与蛋白磷酸酯酶和蛋白激酶调节失衡有关;③脑组织慢病毒感染:如朊蛋白所致的 CJD。

3.试述意识障碍的发病机制。

【答题要点】　意识障碍的发生机制实际上就是网状结构—丘脑—大脑皮质系统发生器质性损伤、代谢紊乱或功能性异常的机制。(1)急性脑损伤如颅内弥漫性感染、广泛性脑外伤、高血压脑病等。上述病因可导致急性颅内压升高,进而引起脑血管受压而使脑供血减少;还可使间脑、脑干受压下移,使脑干网状结构被挤压于小脑幕切迹与颅底所围成的狭窄孔中,从而导致上行网状激活系统功能受损,出现意识障碍。(2)急性脑中毒:①内源性毒素损伤:各种代谢性毒素或感染性毒素均可通过神经递质合成及释放异常、脑能量代谢障碍、神经细胞膜损伤导致意识障碍。②外源性毒素损伤如药物、毒物可通过增强 GABA 能神经的效应产生突触抑制或抑制多突触传递等机制导致意识障碍。(3)颅内占位性和破坏性损伤:主要机制是脑受压,特别是脑干网状结构受压,也可以由位于脑干网状结构的病变直接导致意识障碍或昏迷。

4.结合认知障碍的发病机制,我们可以考虑从哪几个方面入手复制痴呆动物模型。

【答题要点】 认知障碍发生与大脑皮质功能和结构的异常有关。结合认知障碍的病因和发病机制可考虑从以下几个方面复制认知障碍的动物。①改变脑内神经递质,神经肽或神经营养因子的含量:如改变脑中多巴胺含量,减少脑中乙酰胆碱含量等;②造成脑组织特定蛋白质异常聚集:如过度激活蛋白激酶和(或)抑制蛋白磷酸酯酶导致 tau 蛋白被异常磷酸化,复制 AD 样动物模型;③复制脑组织缺血缺氧模型:由于神经元对缺血、缺氧非常敏感,故通过夹闭总动脉造成脑组织缺血缺氧复制认知障碍的动物模型;④炎症因子刺激:如在动物海马或基底核处注入 LPS 或 IL-1;⑤其他:劣性应激或药物、酒精干预。

(郝卯林)